感染症（かんせんしょう）キャラクター図鑑

気になるあの病気から自分を守る！

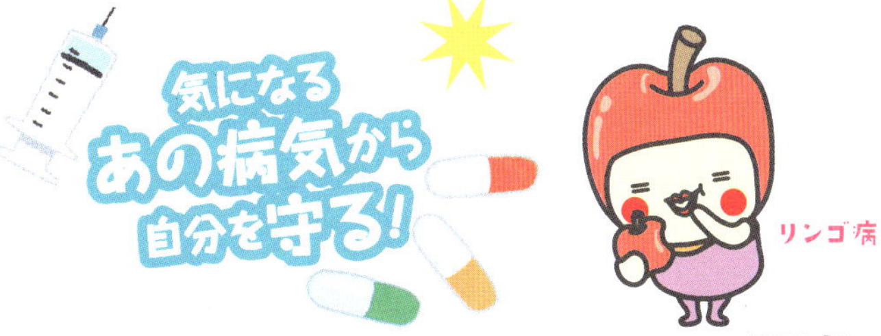

監　修：岡田晴恵　白鷗大学教育学部教授
イラスト：いとうみつる

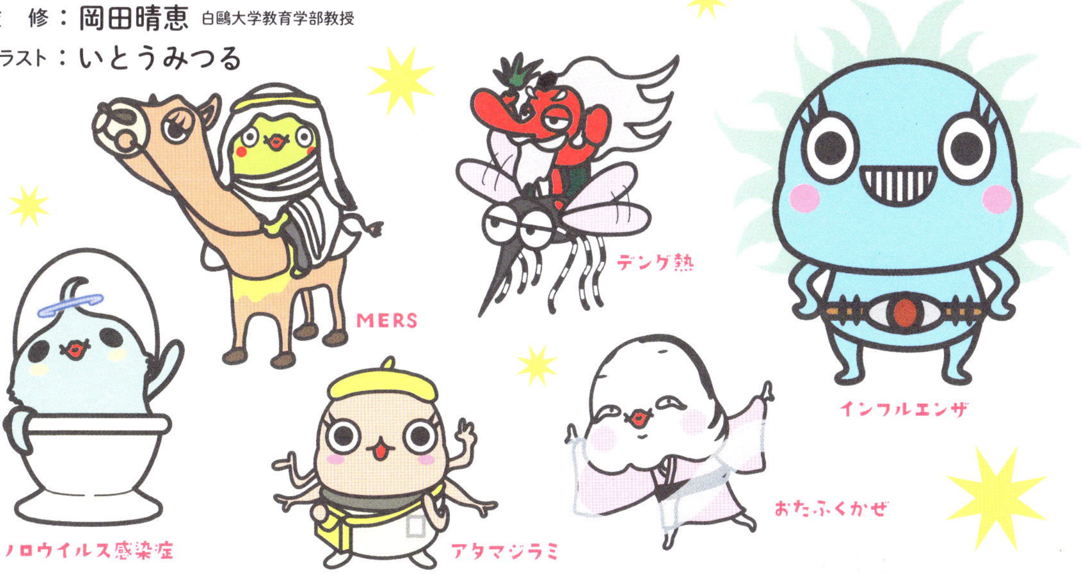

日本図書センター

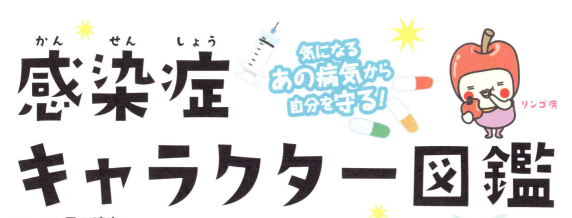

はじめに

　みなさんは、かぜをひいたり、おなかが痛くなったりして、つらいなあ、苦しいなあと感じたことはありませんか？　じつは、そんな病気の多くが、とっても小さな生きものがからだのなかに入りこんでおこす「感染症」という病気なのです。

　この病気の原因になるとっても小さな生きものは「病原体」といって、ウイルスや細菌、真菌、寄生虫など「微生物」と呼ばれるもののごく一部です。１つの病気には、それをおこす病原体がいて、人のからだに入りこむ方法も、それぞれちがいます。ただ、感染症はうつる病気なので、どの病原体も人や動物などからほかの人にどんどんうつって、学校や会社、おうちなどで病気を流行させるのです。

　この本では、それらの病原体たちがたくさん登場します。ふだんなら目に見えないほど小さな生きものですが、今回は目に見えるキャラクターになっています。そして病原体たちが、自分たちのことや自分たちがおこす病気のことを紹介します。

じつは、病原体たちが人のからだに入りこんで病気をおこすのは、かれらが生きていくために苦しまぎれに考え出した方法で、けっして悪気はないのです。だから、自分がおこす病気にかからないための予防法や、もしもかかってしまったときの治療法などを、この本のなかでみなさんにこっそり教えてくれています。

みなさんも、この本を読んで、毎年流行するあの病気や、最近話題になっているあの病気など、病原体がおこす病気から、自分を守る方法をまなんでください。そして、元気に明るく、勉強やスポーツをがんばりましょう！

白鷗大学教育学部教授　岡田晴恵

＊この本の情報は、2015年12月時点のものです

もくじ

この本の見方

この本には、感染症の原因となる病原体がキャラクターになって登場します。それぞれの病原体がひきおこす病気の症状、感染のしかた、予防や治療のヒントなどを、キャラクターたちが紹介していきます。

感染症をひきおこす病原体の名前だよ。

感染症の名前だよ。

感染症と病原体の特徴を簡単に紹介しているよ。

感染のしかたやかかったときの症状などを説明しているよ。

予防や治療について説明しているよ。

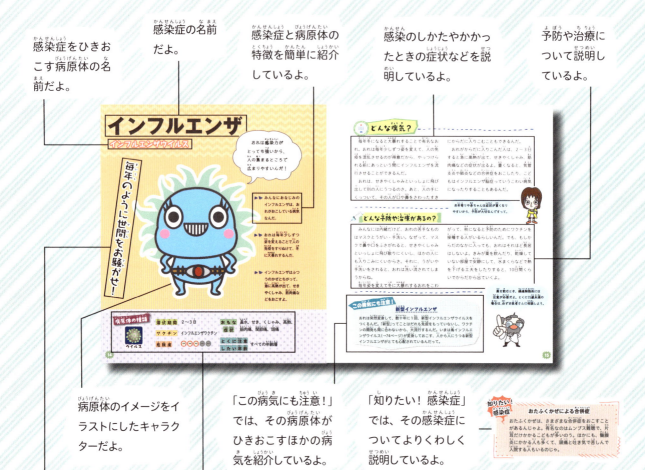

病原体のイメージをイラストにしたキャラクターだよ。

「この病気にも注意!」では、その病原体がひきおこすほかの病気を紹介しているよ。

「知りたい! 感染症」では、その感染症についてよりくわしく説明しているよ。

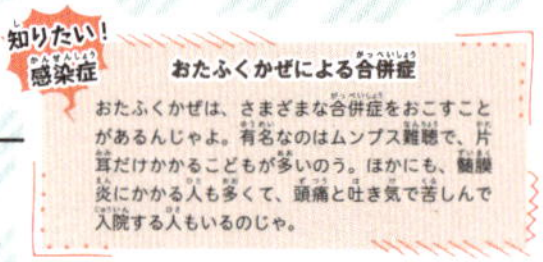

感染症のおもな特徴をひと言であらわしているよ。

病原体の種類や感染症についての基本情報をまとめているよ。

「○○の仲間」では、似たような症状をおこしたり、同じ感染経路で感染したりするほかの感染症を紹介しているよ。

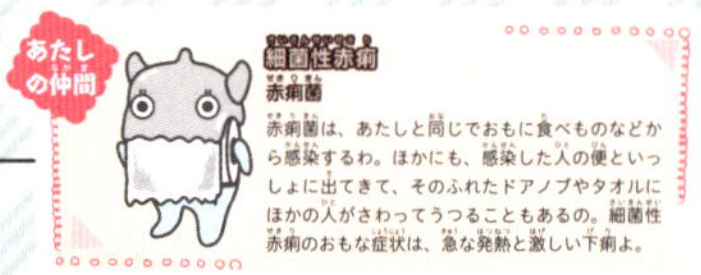

*「危険度」は、感染力、亡くなる可能性、重症になる可能性のほか、学校保健安全法、感染症法などを考慮して、5段階で示しています

感染症まなび隊

完太

とっても健康な男の子。毎日元気いっぱいで、自分は病気にならないと思っている。

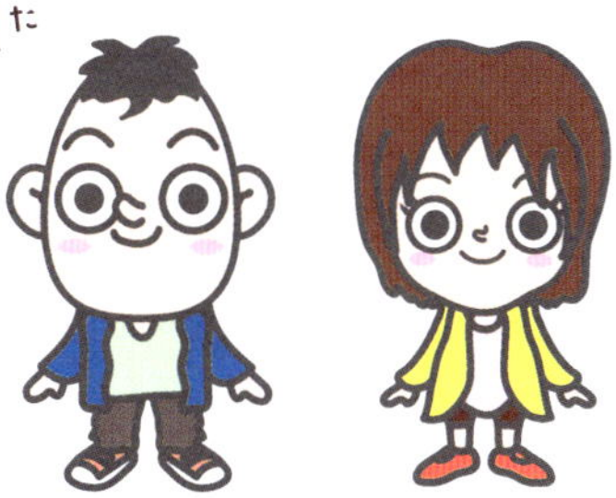

治代

とっても親切な女の子。クラスみんなの健康を気にかけているが、病気のことはよくわかっていない。

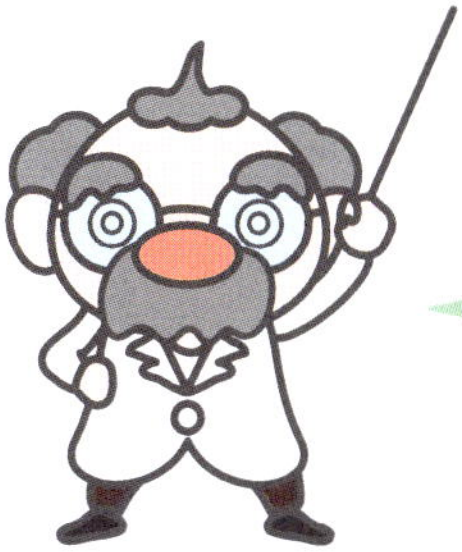

マモル博士

感染症のことならなんでも知っていている博士。「感染症から自分を守ろう！」が口ぐせ。

治代「このごろ学校をお休みする人が多いと思ったら、インフルエンザが流行しているそうよ！」

完太「ふーん。からだがじょうぶなぼくには関係ないけどね。でも、学校にも行けなくて、おうちでじっとしているだけなんて、退屈だろうなー。」

治代「そうね！　少しくらいいっしょにいてもうつることはないだろうから、放課後いっしょに、みんなのおうちへお見舞いに行かない？」

マモル博士「2人とも感染症のこわさを知らないようだね。正しい知識を身につけないと困ったことになるよ。まずは、『感染症のキホン』をまなぼう！」

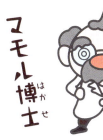

感染症のキホン

みなさんは、「感染症」って聞いたことがありますか？　文字どおり「感染する」つまり「うつる」病気のことです。うつる病気なので、自分がかからないように用心するだけでなく、ほかの人にうつさないようにすることも大切です。ここでは、感染症の原因やうつり方、予防や治療の方法など、感染症のキホンをまなびましょう！

感染症ってなに？

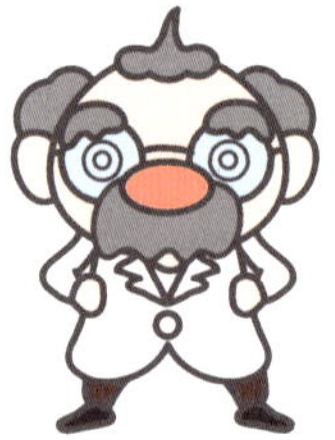

ウイルスや細菌、真菌、原虫、寄生虫などの微生物がからだのなかに入りこんで、増えることを「感染」というよ。その結果おこる病気を「感染症」、病気の症状が出ることを「発症」というんだ。

感染症の原因となる微生物は「病原体」と呼ばれるよ。病原体によって感染のしかたやおこす病気の種類がちがうから、それぞれに合った対応をしなければいけないんだ。

病原体がからだに入ってから発症するまでを「潜伏期間」といって、病気によって数時間だったり数年だったりするよ。また、病気によっては、症状が出ない潜伏期間や病気がなおってからも、ほかの人にうつす危険があるから注意が必要なんだ。

ある病気になったことによって、ほかの病気にかかることを「合併症」というんだ。また、ある病気の症状によって、別の病原体に感染することや、最初に感染した人から別の人に感染することを「２次感染」というよ。

微生物の種類・大きさ

小　細菌の大きさは1000分の１ミリくらい。ウイルスはさらに小さくて、10000～100000分の１ミリくらいなんだ。この本に登場する寄生虫のアタマジラミは２～３ミリくらいだよ。　大

どうやってうつるの？

病原体が人のからだのなかに入りこんでいくルートのことを「感染経路」と呼ぶよ。感染経路は病原体によってさまざまだけど、1つの病原体でも感染経路は1つとは限らなくて、複数の感染経路をもっている病原体もあるんだ。

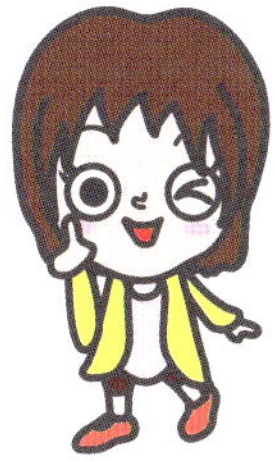
感染経路を知ることは、
感染症を予防するうえで
とても重要なんですって。

感染している人のせきやくしゃみなどで飛び散った病原体が、近くにいる人のからだのなかに入りこむことを「飛沫感染」というよ。感染している人との距離が2メートル以内だと、飛沫感染がおこりやすくなるといわれているんだ。

飛沫感染とちがって、感染している人が近くにいなくてもおきるのが「空気感染」だよ。せきやくしゃみなどで飛び散った病原体は、ふわふわと空気中を漂いながら遠くまで運ばれることもあって、それを吸いこんだ人が感染するんだ。

あとは、病原体がついた手で、目や鼻、口にふれることによって「接触感染」がおこることもあるよ。感染している人の皮膚などに直接ふれなくても、感染している人が使って病原体がついたタオル、つくえ、いす、電車のつり革などにさわって間接的に感染することも多いんだ。

食べものや飲みものなどといっしょに、口からからだのなかに病原体が入りこんでしまう「経口感染」も、気をつけたい感染のしかたの1つだよ。

それから、蚊やダニ、ネズミ、ノミなどの動物や昆虫をとおして病原体がからだのなかに入りこむことを「媒介生物（ベクター）感染」というよ。「ベクター」には「運び屋」という意味があるんだ。

ほかにも、病原体をふくんだ血液にふれることによって、傷口や粘膜などから病原体がからだに入りこむ「血液感染」や、出産をしたり母乳をあげたりするときに、お母さんからこどもに感染する「母子感染」などもあるよ。

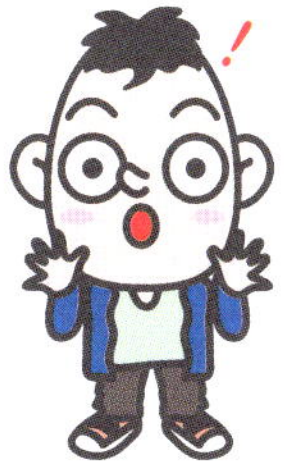
こんなにたくさん
感染経路があるなんて、
ビックリだよ！

感染症から自分を守ろう！

感染症にかかるには、①その病原体がある、②その病原体がからだのなかに入る感染経路がある、③その病原体からからだを守ろうとする「免疫」(→11ページ)が低い人がいる、という3つの要因があるよ。感染症を予防するためには、つぎのような方法で、この3つの要因をなくすことが必要なんだ。

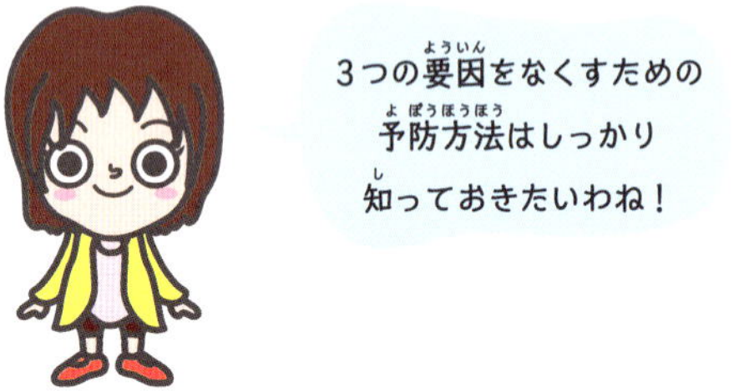
3つの要因をなくすための
予防方法はしっかり
知っておきたいわね！

①病原体を発見して消毒する

予防したい感染症とその病原体について知ること、そしてその病原体に合った対応をすることが予防には欠かせないよ。どのような経路で感染するのか、感染した人が病原体をからだの外に出すのはいつなのかなどを知って、病原体を発見しよう。

そして、病原体をやっつけるために消毒をするときは、目的をはっきりさせることが大切だよ。病原体に合った消毒剤を選んで正しい方法で使用しないと、きちんと効果が出ないこともあるからね。

②感染経路を断つ

その病原体がからだに入りこむ感染経路を断つのも、予防方法の１つなんだ。

マスクをつけたり、うがいをしたりするのは、飛沫感染や空気感染の予防になるよ。部屋の空気の入れかえや、乾燥しないように湿度を保つことも心がけたいね。接触感染や経口感染を予防するために、手洗いを習慣にしよう。

③感染する可能性のある人を減らす

その病原体に対して免疫をもっている人は、感染や発症をふせぐことができるんだ。だから、免疫をつくるために「ワクチン」(→11ページ)を接種することが有効だよ。

感染予防には、自分が感染しないということと、ほかの人に感染を広げないということの両方があるんだ。もし自分が感染してしまったら、症状がおさまるまで学校や会社を休むのも、ほかの人にうつさないようにするためには重要だよ。

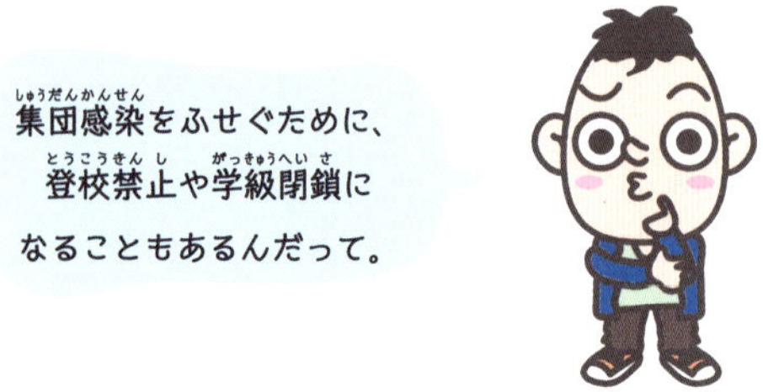
集団感染をふせぐために、
登校禁止や学級閉鎖に
なることもあるんだって。

ワクチンを接種しよう！

感染症の予防に１番有効なのは、病原体とたたかうための情報を、あらかじめからだにおぼえさせておくことだよ。

人間には、１度からだのなかに入ってきた病原体を記憶して、再び病原体が入ってきたらやっつけるはたらきがあるんだ。これを「免疫」というよ。免疫ができると、病気にかかりにくくなったり、かかっても症状が軽くてすむようになったりするんだ。

この免疫を利用した予防法が、病原体に感染する前の「ワクチン接種」なんだ。みんなが学校などで受ける「予防接種」もワクチン接種だよ。ワクチンは、病原体がもつ、人を病気にさせる力を弱めたり、なくしたりしたもので、これを接種すると、からだのなかでその病原体に対する免疫ができるんだ。つまり、病気にはならずに、その病原体を記憶して、からだを守る準備をするんだね。

定期接種ワクチンは、国などが赤ちゃんやこどもへの接種を強くすすめているもので、ほとんどが無料だよ。任意接種ワクチンは、接種するかどうかを個人で選ぶものだよ。

もし感染症にかかってしまったら？

感染症になってしまったかもしれないときは、できるだけ早く病院に行くようにしよう。治療のためにはもちろんだけど、ほかの人にうつさないためにも、原因を知る必要があるからね。

感染症の治療には、病原体をやっつける抗菌剤や抗ウイルス剤などの薬が使われるよ。病原体である微生物の種類によって使う薬はちがうんだけど、薬が効かない病原体もあって、「対症療法」といって症状をやわらげることしかできない場合もあるんだ。

かかってしまったときに慌てないように、あらかじめ感染症について知っておくことがとても大切だよ。

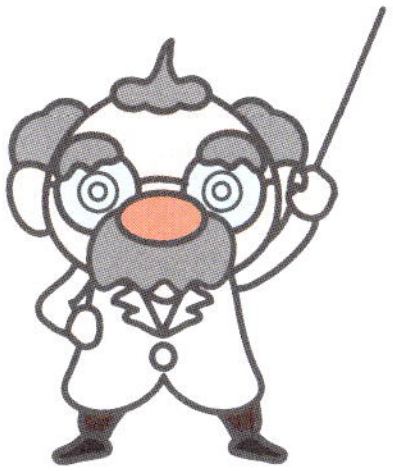

キホンがわかったところで、
いよいよ感染症をまなびに
出かけよう！

おもに せきやくしゃみで うつる感染症

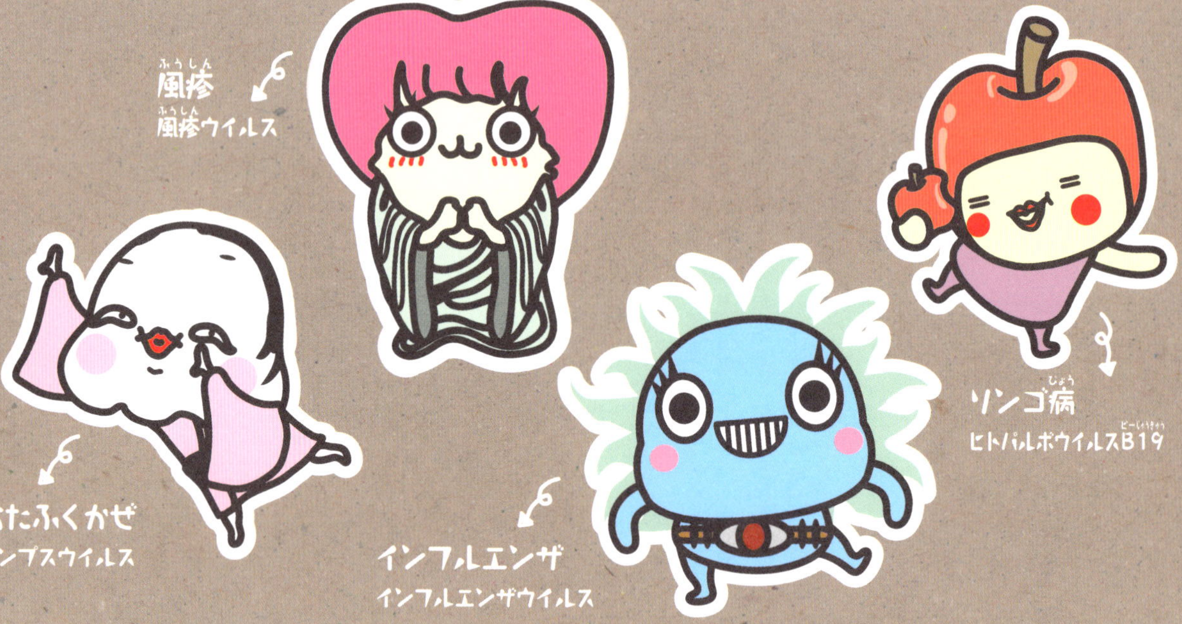

ぼくたち、せきやくしゃみでうつる感染症の病原体は、感染している人のせきやくしゃみで空気中に飛び散るよ。せきやくしゃみをしなくても、おしゃべりをしているだけで、つばなどといっしょに口から出ていくこともあるんだけどね。あと、ぼくたちのなかには、長い時間ふわふわと空気中を漂うことによって遠くまで広がることができるやつもいるよ。だから、感染している人が近くにいない場所でも、息といっしょに吸いこんでもらえるのさ。

こんなふうにして、感染している人のからだの外に飛び出したぼくたちは、ほかの人のからだに入りこむんだ。ぼくたちがおこす病気には、インフルエンザ、風疹、おたふくかぜ、みず

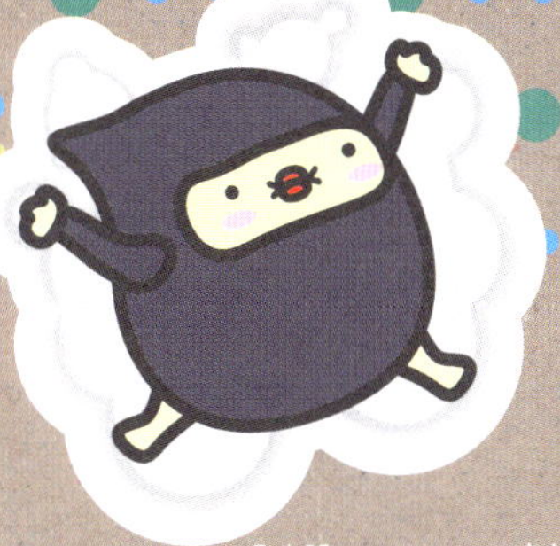

RSウイルス感染症
RSウイルス

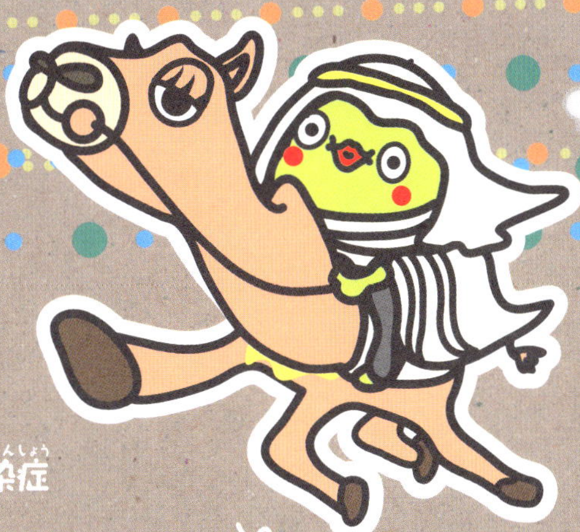

MERS
MERSコロナウイルス

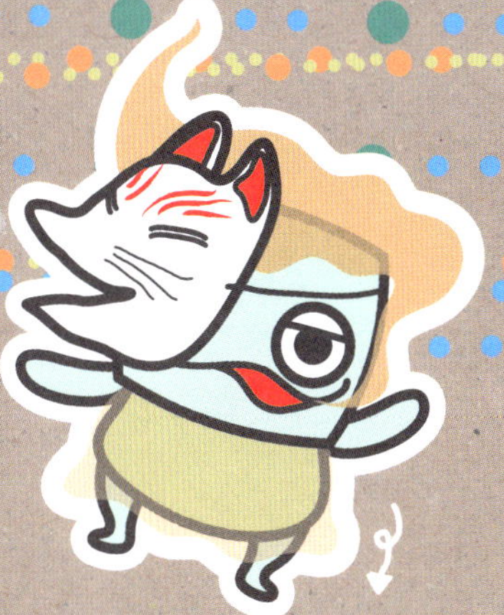

マイコプラズマ肺炎
肺炎マイコプラズマ

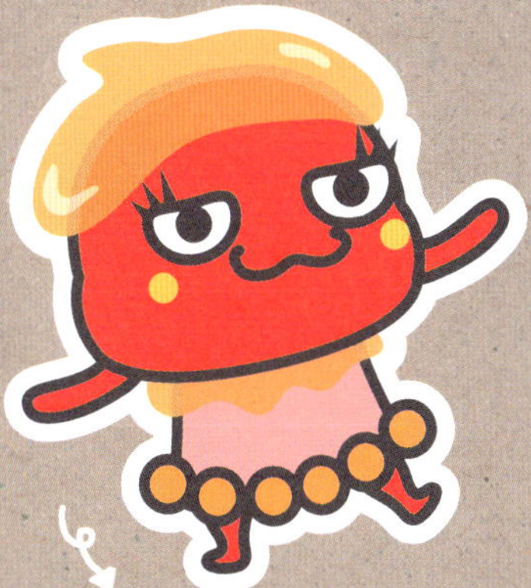

A群溶血性レンサ球菌感染症
A群溶血性レンサ球菌

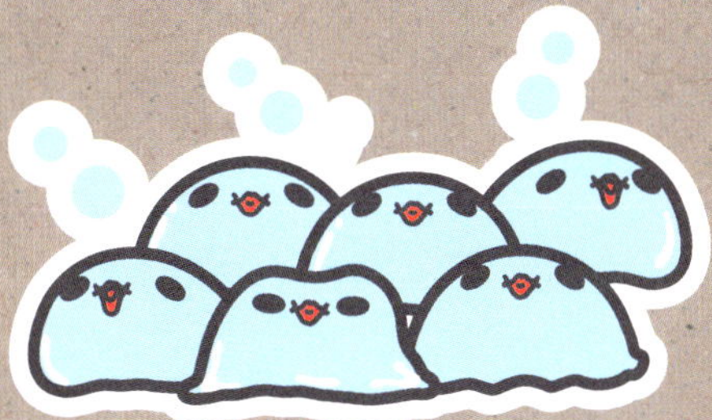

みずぼうそう
水痘・帯状疱疹ウイルス

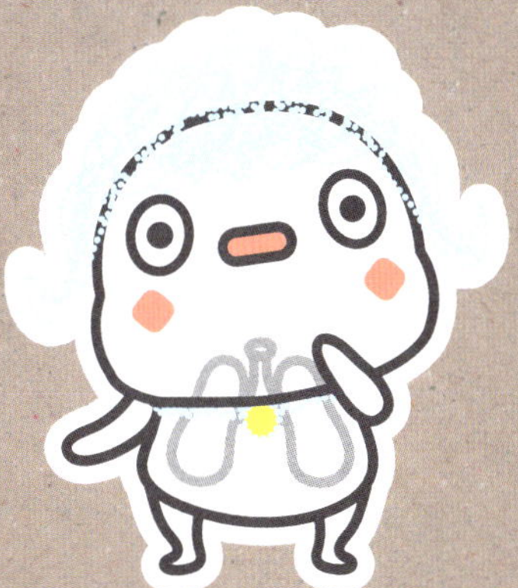

結核
結核菌

ぼうそう、RSウイルス感染症、マイコプラズマ肺炎、リンゴ病、結核、MERS、A群溶血性レンサ球菌感染症などがあるよ。

あまり大きな声ではいいたくないんだけど、ぼくたちはマスクがとっても苦手なんだ。だって、感染している人がマスクをしていると、せきやくしゃみをしても、ぼくたちはマスクの外に飛び出すのがむずかしいからね。それから、加湿器や空気の入れかえも苦手だよ。なぜって、せっかくせきやくしゃみといっしょに飛び散っても、湿度が高いと空気中を漂いにくいし、空気の流れに乗って部屋から追い出されたら人にうつるチャンスが減っちゃうからね。

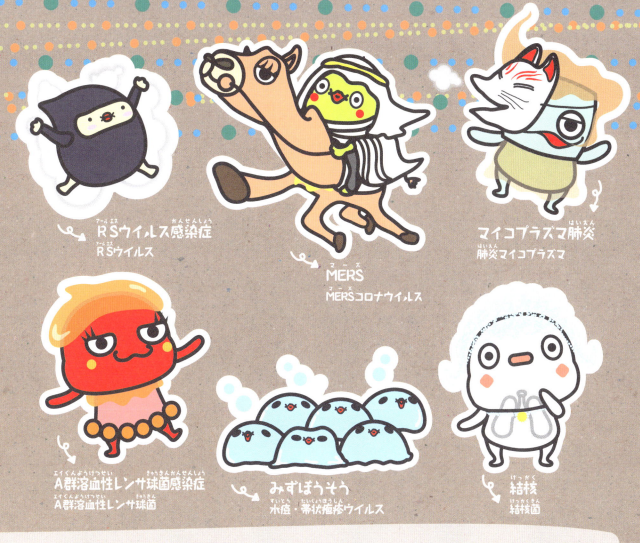

インフルエンザ

インフルエンザウイルス

おれは感染力が
とっても強いから、
人の集まるところで
広まりやすいんだ！

毎年のように世間をお騒がせ！

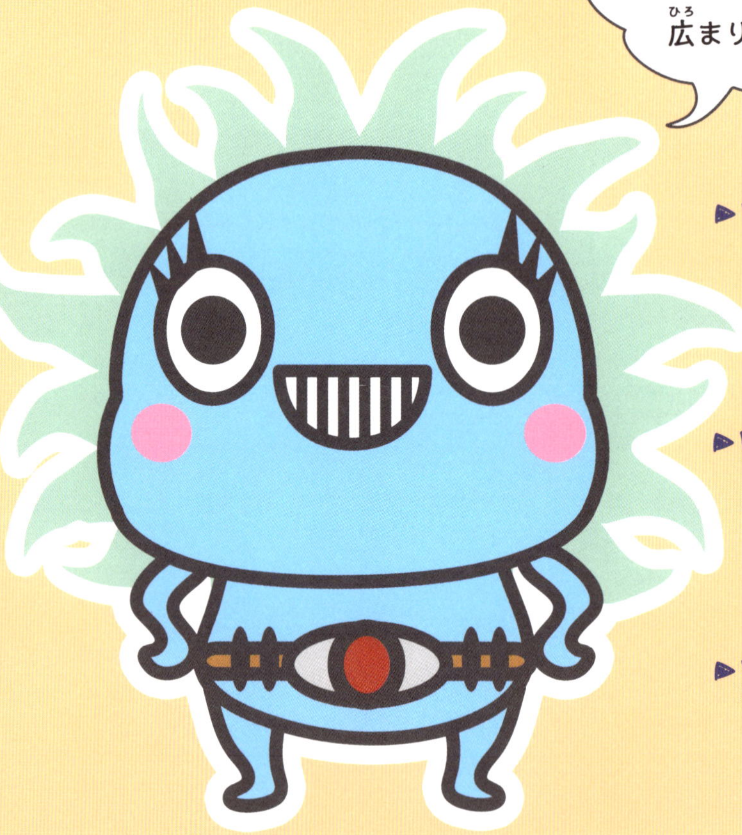

▶▶ みんなにおなじみのインフルエンザは、おれがおこしている病気なんだ。

▶▶ おれは毎年少しずつ姿を変えることで人の免疫をすりぬけて、冬に大暴れするんだ。

▶▶ インフルエンザはふつうのかぜとちがって、急に高熱が出て、せきやくしゃみ、筋肉痛などをおこすよ。

病原体の種類

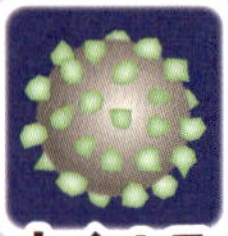

ウイルス

潜伏期間	2～3日
ワクチン	インフルエンザワクチン
危険度	●●●○○
おもな症状	鼻水、せき、くしゃみ、高熱、筋肉痛、関節痛、頭痛
とくに注意したい年齢	すべての年齢層

どんな病気？

毎年冬になると大暴れすることで有名なおれ。おれは毎年少しずつ姿を変えて、人の免疫を混乱させるのが得意だから、やっつけられる前にあっという間にインフルエンザを流行させることができるんだ。

おれは、せきやくしゃみといっしょに飛び出して別の人にうつるのさ。あと、人の手にくっついて、その人が口や鼻をさわったすきにからだに入りこむこともできるんだ。

おれがからだに入りこんだ人は、2～3日すると急に高熱が出て、せきやくしゃみ、筋肉痛などの症状が出るよ。重くなると、気管支炎や肺炎などの合併症をおこしたり、こどもはインフルエンザ脳症っていうこわい病気になったりすることもあるんだ。

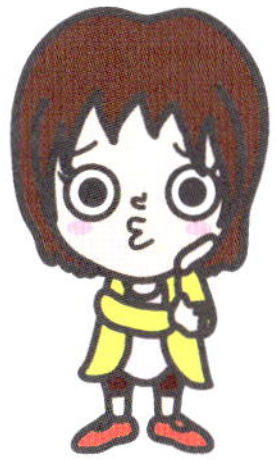

お年寄りや赤ちゃんは症状が重くなりやすいから、予防が大切なんですって。

どんな予防や治療があるの？

みんなには内緒だけど、おれの苦手なものはマスクとうがい・手洗い。なぜって、マスクで鼻や口をふさがれると、せきやくしゃみといっしょに飛び散りにくいし、ほかの人にも入りこみにくいからさ。それに、うがいや手洗いをされると、おれは洗い流されてしまうからね。

毎年姿を変えて冬に大暴れするおれをこわがって、秋になると予防のためにワクチンを接種する人がいるらしいんだ。でも、もしからだのなかに入っても、おれはそれほど長居はしないよ。きみが薬を飲んだり、乾燥していない部屋で安静にして、水まくらなどで熱を下げる工夫をしたりすると、10日間くらいでからだから出ていくよ。

薬を飲むとき、鎮痛解熱剤には注意が必要だよ。とくに15歳未満の場合は、必ずお医者さんに相談しよう。

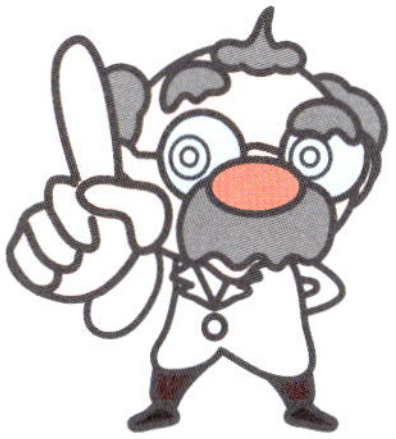

この病気にも注意！

新型インフルエンザ

おれは突然変身して、数十年に１回、新型インフルエンザウイルスをつくるんだ。「新型」ってことはだれも免疫をもっていないし、ワクチンの開発も間に合わないから、大流行するんだ。いまは鳥インフルエンザウイルス（→74ページ）が変身しておこす、人から人にうつる新型インフルエンザがとても心配されているんだって。

風疹

風疹ウイルス

わたしの見ためは、古代ローマ時代に着られていた、トガという長い帯状の衣装に似ているのよ。

小さく赤い発疹ができる!

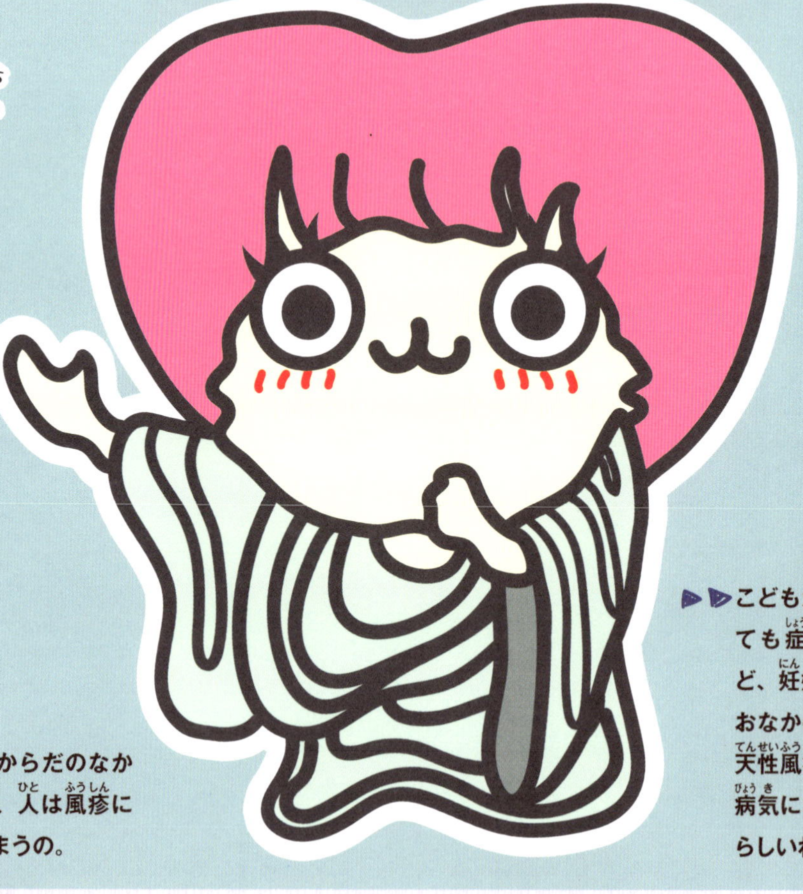

▶▶ わたしがからだのなかに入ると、人は風疹になってしまうの。

▶▶ こどもが風疹にかかっても症状は軽いけれど、妊婦さんの場合はおなかの赤ちゃんが先天性風疹症候群という病気になることがあるらしいわ。

病原体の種類	ウイルス
潜伏期間	16〜18日（最短12〜最長23日）
ワクチン	2種混合生ワクチン（MRワクチン）
危険度	💀💀（5段階中2）
おもな症状	発疹、発熱、リンパ節のはれ
とくに注意したい人	1〜9歳、妊婦

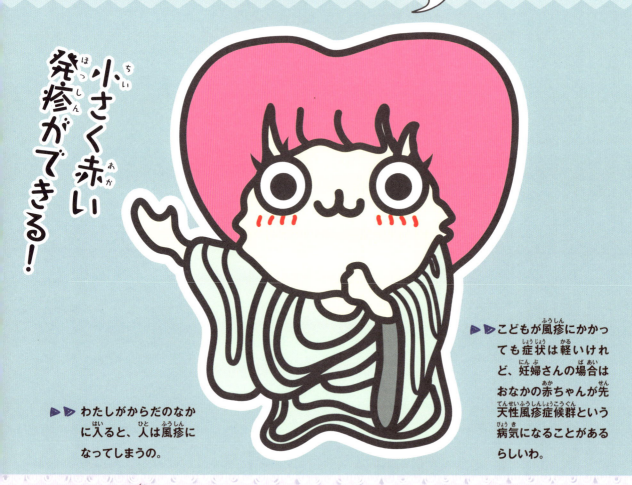

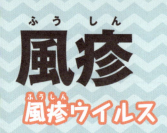

どんな病気？

わたしはこどもがとっても好きなの。だから、鼻や口からみんなのからだに入りこんじゃうわ。そうすると、風疹という病気になって小さな赤い発疹が出て、ほかにも熱が出たりリンパ節がはれたりするみたいよ。でも、そんなにひどい症状にはならないと思うの。

ただ……妊娠したはじめのころの女の人がわたしに感染すると、たいへんなことになる場合があるらしいの……。それは先天性風疹症候群といって、生まれてくる赤ちゃんに、目や耳、心臓などの病気が見つかったり、心やからだの発達に遅れが出たりする病気なの。わたしのせいで赤ちゃんがそんなことになるなんて……。赤ちゃんや妊婦さんの気持ちを思うと、胸が苦しくなるわ。

風疹は冬から初夏にかけて流行するんだよ。

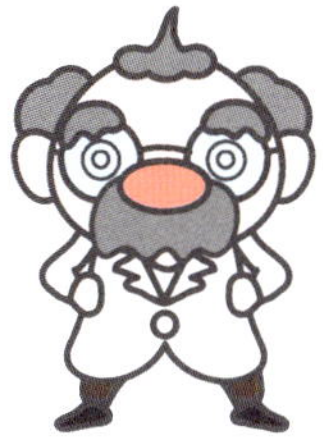

どんな予防や治療があるの？

わたしがひきおこす風疹にかかったら、すぐになおるような薬や治療法はないの。だからみんな、風疹は予防が大事だと思っているみたいだわ。

日本では、風疹とはしか（麻疹）のワクチンをいっしょに、１歳のときと小学校入学前のときの合計２回接種しているらしいわ。わたしってそんなに近づけたくない存在なのかしら……。なんだか悲しい気分だわ。

でも、わたしはおなかの赤ちゃんに深刻な影響をあたえることがあるから、女の人は妊娠する前にちゃんとワクチンを受けておいてね。女の人にうつさないために、男の人が受けることも大切よ。わたしだって、赤ちゃんには元気に生まれてきてほしいんだから！

風疹とはしかのワクチンは、２つのウイルスを同時にブロックできるんだって。

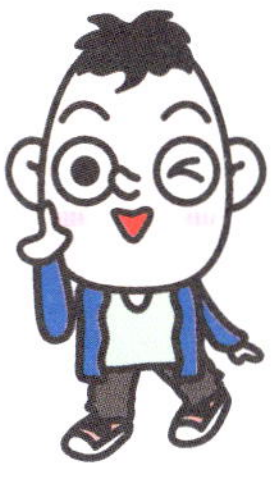

わたしの仲間

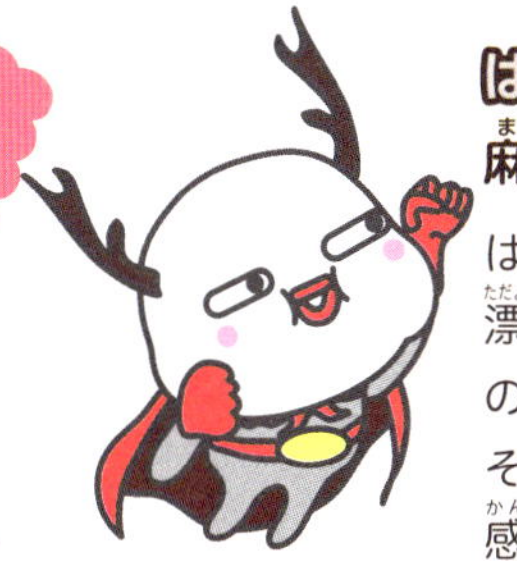

はしか（麻疹）

麻疹ウイルス

はしか（麻疹）の原因になる麻疹ウイルスは、空気中を漂って人から人へ飛びまわるのよ。発症すると、ほおの粘膜にコプリック斑という白い水ぶくれができて、そのあと赤い発疹が全身に広がっていくの。おとなが感染すると、とくに重症になることが多いわ。

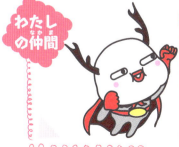

おたふくかぜ（流行性耳下腺炎）

ムンプスウイルス

おたふくのように
ほっぺがはれる！

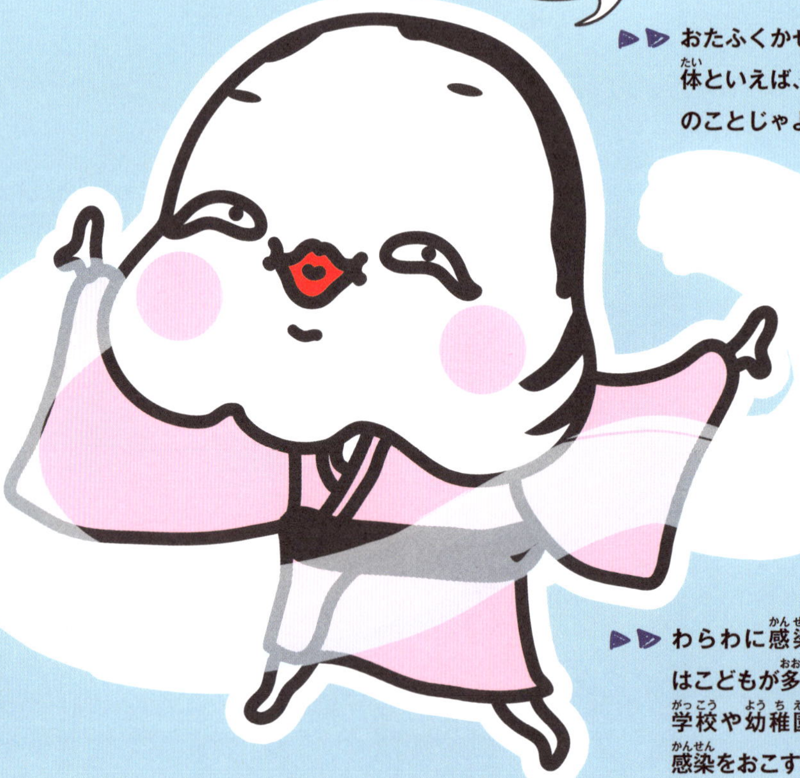
みんなをわらわのようなほっぺにしてあげるのじゃ。

▶▶ おたふくかぜの病原体といえば、わらわのことじゃよ。

▶▶ おたふくかぜにかかると、合併症をおこして、難聴になることもあるようじゃのう。

▶▶ わらわに感染するのはこどもが多くて、小学校や幼稚園で集団感染をおこすのじゃ。

病原体の種類

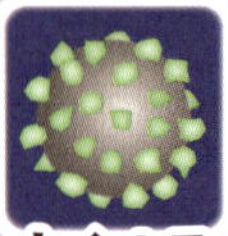

ウイルス

潜伏期間	16〜18日 （最短12〜最長25日）
ワクチン	おたふくかぜワクチン （ムンプスワクチン）
危険度	💀💀💀●●
おもな症状	耳下腺などのはれ・痛み、発熱
とくに注意したい年齢	10歳未満

どんな病気？

わらわがおこす病気は、流行性耳下腺炎という名前なのじゃが、ほっぺがはれてまるでおたふくのようになるから、おたふくかぜとも呼ばれておるのじゃよ。

おたふくかぜになると、耳の下にある唾液を出す耳下腺という組織がはれて、痛みとともに熱が出るのじゃ。ふつうは１～２週間でなおるのじゃが、いろいろな合併症をおこすこともあって、とくに耳が聞こえにくくなる難聴が問題になっているそうなのじゃ。

こどもに感染しやすいわらわは、小学校や幼稚園で集団感染をおこすこともあるのじゃ。もちろんおとなに感染することもあって、重症になりやすいようじゃのう。でもふしぎなことに、わらわがからだに入りこんでも、症状が出ない人が約３割もいるのじゃ。

どんな予防や治療があるの？

人間たちは、おたふくのようになるのがいやなのかのう。どうやら、わらわに対するワクチンをもっているそうじゃ。

ただ、日本では任意接種ワクチンで、必ず接種しなければいけないものではないらしいのじゃ。１歳から受けることができるから、幼稚園などに通いはじめる前に２回受けることがおすすめされてはいるものの、日本では１回だけ受ける人や１回も受けない人もいるようなんじゃよ。まあ、わらわにとってはうれしいことじゃ。そのおかげで、わらわは４年おきくらいに日本でおたふくかぜを流行させることができるからのう。

ちなみに、わらわをやっつける薬はないから、おたふくかぜになった人は安静にしているしかないのじゃ。

海外では必ずこのワクチンを接種しなければいけない国も多いんだよ。

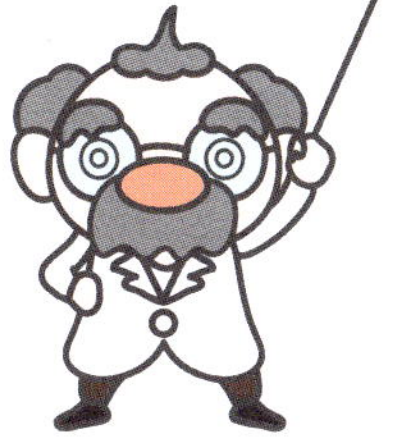

知りたい！感染症

おたふくかぜによる合併症

おたふくかぜは、さまざまな合併症をおこすことがあるんじゃよ。有名なのはムンプス難聴で、片耳だけかかるこどもが多いのう。ほかにも、髄膜炎にかかる人も多くて、頭痛と吐き気で苦しんで入院する人もいるのじゃ。

みずぼうそう（水痘）

水痘・帯状疱疹ウイルス

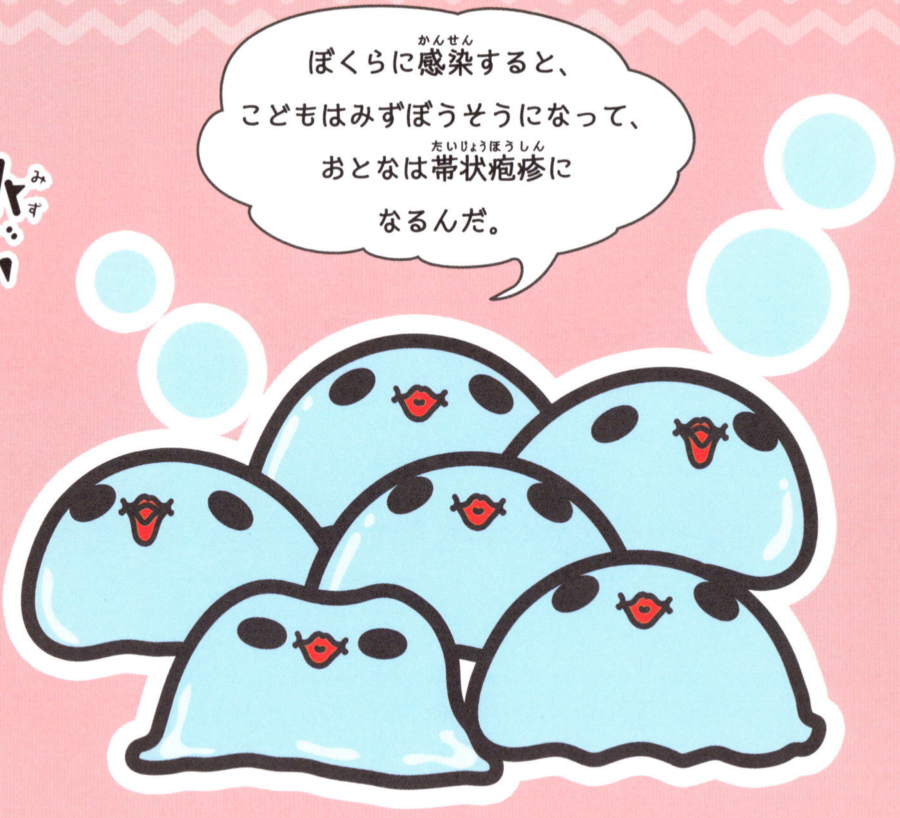
ぼくらに感染すると、こどもはみずぼうそうになって、おとなは帯状疱疹になるんだ。
水ぶくれが全身に広がる！

▶▶ ぼくらがみずぼうそうをおこすと、からだのあちこちに小さな水ぶくれができるけど、1週間くらいでなおるよ。

▶▶ でも、なおったあとも、ぼくらはからだのなかにひそみ続けて、からだが弱ったときにまた水ぶくれをつくるんだ。

病原体の種類

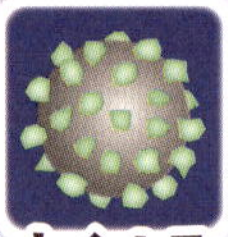

ウイルス

潜伏期間	14～16日
ワクチン	水痘ワクチン
危険度	💀💀（5段階中2）
おもな症状	かゆみを伴う赤い小さな水ぶくれ
とくに注意したい年齢	1～3歳

どんな病気？

ぼくらは人にのみ感染するウイルスだよ。とくに小さなこどものからだに入りこむのが得意さ。ぼくらに感染したこどもは、胸、腰、背中などに赤くて小さなぶつぶつができて、しだいにそれが水ぶくれになって全身に広がるよ。これがみずぼうそうっていう病気さ。水痘とも呼ばれるけどね。

水ぶくれはかさぶたになってはがれ落ちるとなおるんだけど、なおったからって安心できないんだ。なぜって、じつはぼくら、なおったあともからだのなかにかくれているからね。そして、きみがおとなになってからもからだが弱ったときなどに、再びぼくらは活発になるんだ。そのときは帯状疱疹っていう病気をおこすよ。こんなぼくらのこと、しつこいやつって思わないでおくれよー！

どんな予防や治療があるの？

ぼくらは感染力が強いから、学校や家族のなかでみずぼうそうを流行させちゃうことがあるらしいんだ。だから、うわさによると日本では必ず１～２歳の間にみずぼうそうを予防するためのワクチンを２回接種することになっているんだって。

それに、みずぼうそうにかかったあとでも、ぼくらをやっつける薬や、皮膚の症状をやわらげる薬もあるみたいなんだ。ぼくらのこと、そんなにきらわないでおくれよー！

水ぶくれができると、とてもかゆくなるらしいよ。でも、ひっかくとその傷口から別の病原体が入りこむことがあるから、手を清潔にするとか、つめを切っておくとか、注意が必要なんだってさ。

水痘ワクチンは日本で開発されて、いまでは世界中で使われているんだよ。

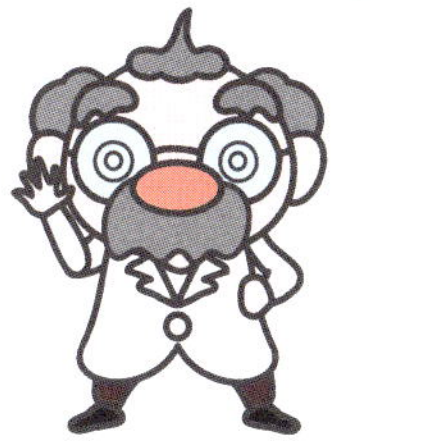

この病気にも注意！

帯状疱疹

帯状疱疹も、ぼくら、水痘・帯状疱疹ウイルスがおこす病気だよ。みずぼうそうがなおっても、ぼくらはからだのなかにずっと長い間かくれていて、感染した人が高齢になったり、病気になったりして免疫力が落ちると、再び水ぶくれをつくるんだ。からだの神経に沿って帯のように並ぶのが特徴で、とても痛いんだって。

RSウイルス感染症

RSウイルス

何度でも発症することがある！

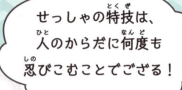

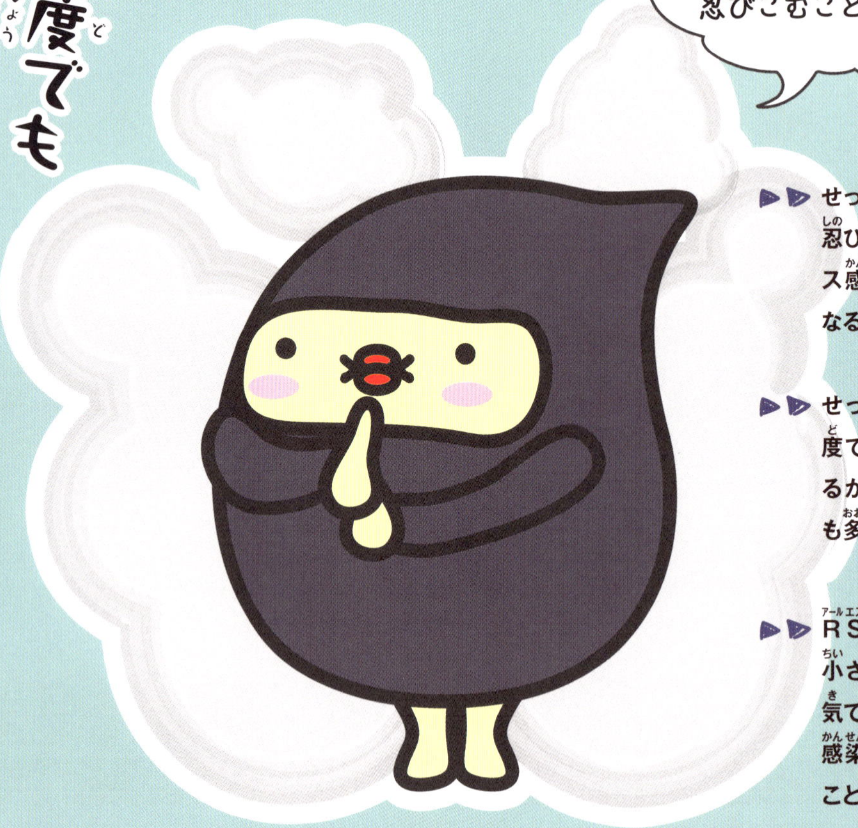

▶▶せっしゃが人のからだに忍びこむと、RSウイルス感染症という病気になるでござる。

▶▶せっしゃは同じ人に何度でも感染するでござるが、症状が出ない人も多いでござる。

▶▶RSウイルス感染症は小さいこどもに多い病気で、とくに赤ちゃんに感染すると重症になることもあるでござるよ！

病原体の種類

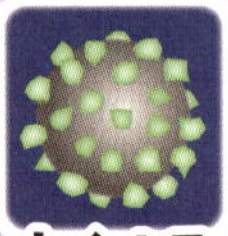

ウイルス

潜伏期間	4～6日（最短2～最長8日）	おもな症状	鼻水、発熱、せき
ワクチン	なし		
危険度	●●○○○	とくに注意したい年齢	2歳以下

どんな病気？

せっしゃＲＳウイルスは、せきやくしゃみとともに飛び散り、目や口や鼻から人のからだに忍びこむのでござる。

たいていの病気は１度かかると免疫ができるのでござるが、せっしゃはその免疫をつくらせないのでござる。だから、同じ人のからだに何度も忍びこんで、ＲＳウイルス感染症をおこすことができるのでござるよ。２歳までには、ほぼすべてのこどもが１度はせっしゃに感染しているのでござる。

せっしゃに感染すると、鼻水、熱、せきなどが出て、かぜのような症状をおこすのでござる。はじめてせっしゃに感染したこどもは、気管支炎や肺炎になることもあるのでござるが、とくに赤ちゃんの場合は重い症状になりやすいでござるよ。

どんな予防や治療があるの？

せっしゃに苦手なものはないでござるよ。うそじゃないでござる！

ただほんのちょっとだけ、石けんを使った手洗いや、アルコールを使った消毒は苦手でござるが……。まあ、強いていえば、暑いところだとせっしゃは元気がなくなってしまうから、熱も得意ではないでござるかな……。それに、ほかの病原体の仲間と同じように、せっしゃもマスクはきらいでござるな……。

あと、せっしゃをやっつける薬はないでござるが、予防のためのワクチンが開発中らしいでござるよ。これが完成して使われるようになったら、本当にこわいでござる……。

しまった！　うっかり苦手なものをしゃべってしまったでござる！　このことはひみつにしておいてほしいでござるよ。

せっしゃの仲間

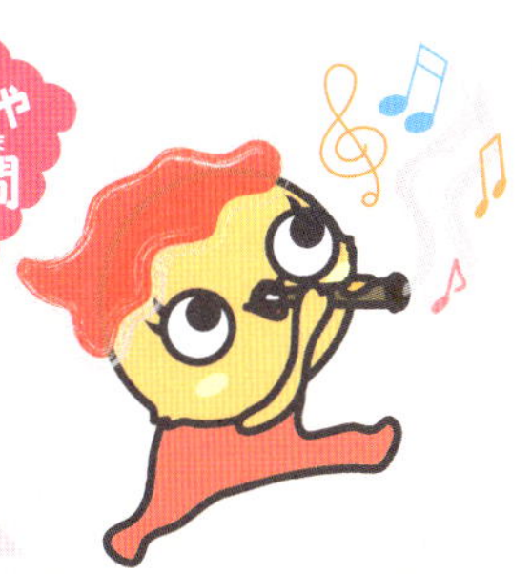

百日ぜき

百日ぜき菌

名前のとおり、百日ぜき菌がおこす病気が百日ぜきでござる。こどもがかかりやすい病気で、せきが何日も続くからこう呼ばれるのでござるよ。かぜの症状と似ているでござるが、息を吸うときヒューっていう笛を吹くような音がするのでござる。

百日ぜきには、定期接種ワクチンがあるんだって。

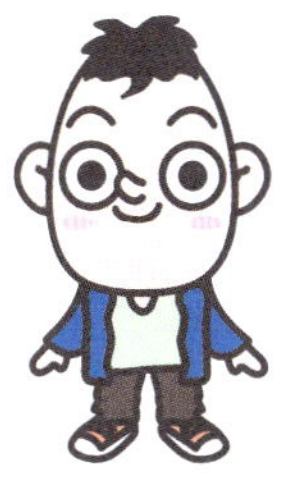

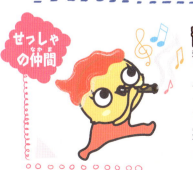

マイコプラズマ肺炎

肺炎マイコプラズマ

コンコンという
せきが長びく肺炎！

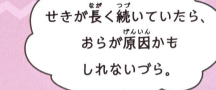

せきが長く続いていたら、
おらが原因かも
しれないづらら。

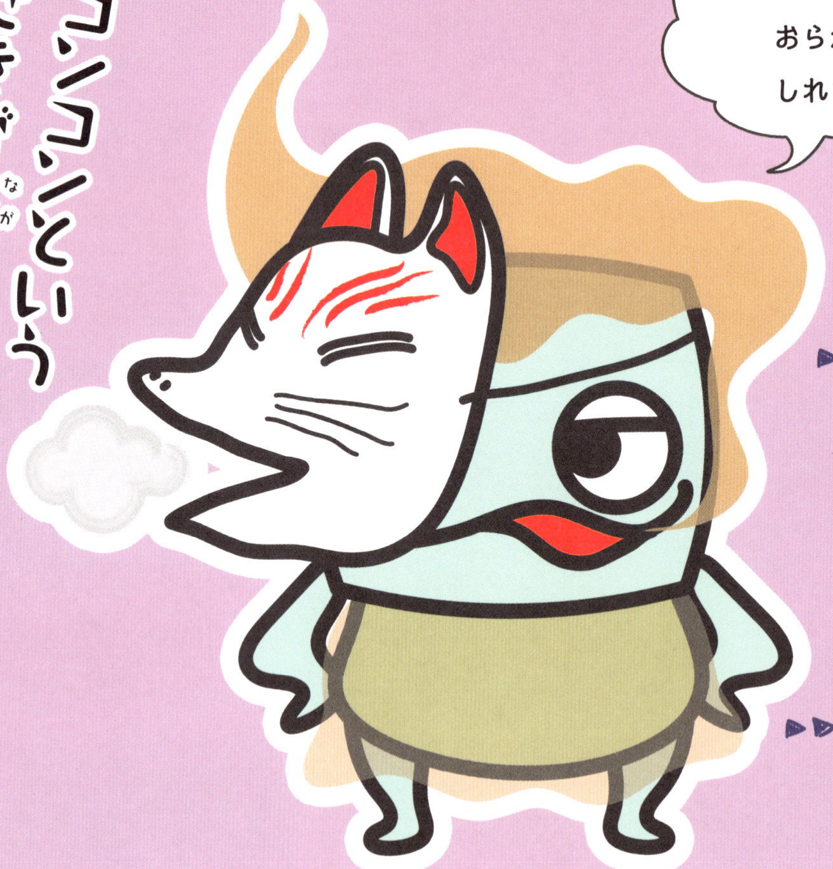

▶▶ おらがおこす病気はマイコプラズマ肺炎づら。症状は軽いことが多いけど、コンコンという乾いたせきが長く続くのが特徴づらよ。

▶▶ マイコプラズマ肺炎は若い人が多くかかる病気だけど、おとなも油断はできないづらねー。

病原体の種類

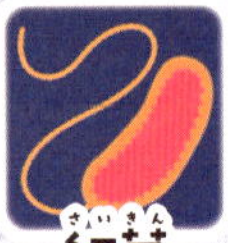

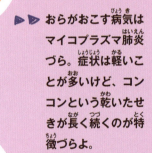

細菌

潜伏期間	2～3週間（最短1～最長4週間）
ワクチン	なし
危険度	●●●○○
おもな症状	せき、発熱、だるさ、頭痛、喘鳴*
とくに注意したい年齢	14歳以下

*喘鳴：ぜいぜい、ひゅーひゅーという呼吸音

どんな病気？

おら、肺炎マイコプラズマ。ちょっとややこしいけど、マイコプラズマ肺炎っていう病気の原因になるづら。とても小さくて、細菌のなかでも、最小のグループに入るづらよ。

おらがからだのなかに入りこむと、人はコンコンという乾いたせきが出るようになって、それが長く続くづら。「歩く肺炎」っていわれるように、発症しても歩けるくらい元気な場合が多いけど、気管支炎や重症肺炎になったりすることもあるみたいづらね。あと、吐き気や嘔吐、下痢のほか、鼓膜炎をはじめとする耳の病気など、たくさんの合併症をおこす場合もあるんだそうづら。

感染する人の多くは14歳以下だけど、おらはおとなのからだにだって入りこんでいくことができるづらよー。

どんな予防や治療があるの？

おらを予防するワクチンはないんだそうづら。残念だったづらねー。それに、おらは潜伏期間が長いから、みんな、症状が出る前にどんどんまわりに広めていることが多いづら。そのうえ感染力が強いから、おらがからだのなかに入りこむのをふせぐのは、けっこうむずかしいづらな。さらに、おらに１度感染して免疫ができたとしても、その免疫はずっとは続かないから、再びおらに感染することもあるづらよ。

みんなにできる予防っていえば、ていねいに手洗いをして、外出するときにマスクをすることづら。感染してからは、おらをやっつける薬を飲むことくらいしかできないづらね。まあ、それでもすぐになおるわけではないづらなー。

おらの仲間

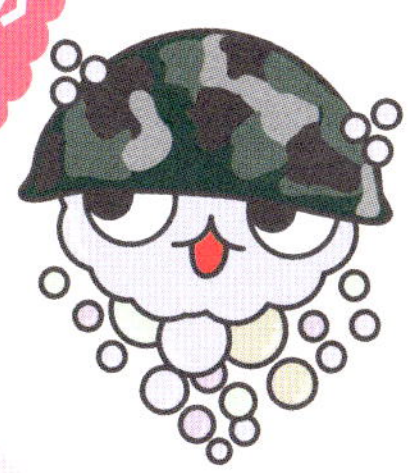

レジオネラ肺炎

レジオネラ菌

レジオネラ肺炎をおこすのがレジオネラ菌づら。もともとは土や川にいたんだけど、最近では温泉施設やスポーツ施設にいるづらね。お年寄りだと発熱、筋肉痛、呼吸困難などになって、治療を受けないと亡くなる危険性が高いづらよ。

レジオネラ肺炎はむかし、アメリカの在郷軍人っていう引退した軍人の集会で集団発生したから、「在郷軍人病」っていう別名もあるそうよ。

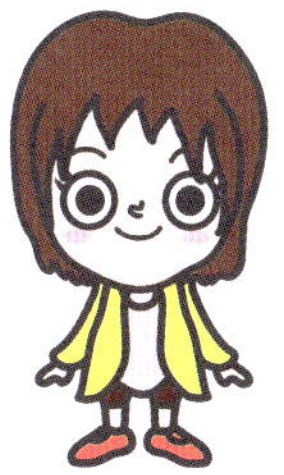

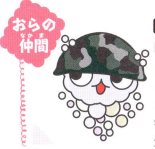

リンゴ病（伝染性紅斑）

ヒトパルボウイルスB19

感染すると、わたしみたいにほっぺが赤くなるわよ。

リンゴのようにほっぺが赤くなる！

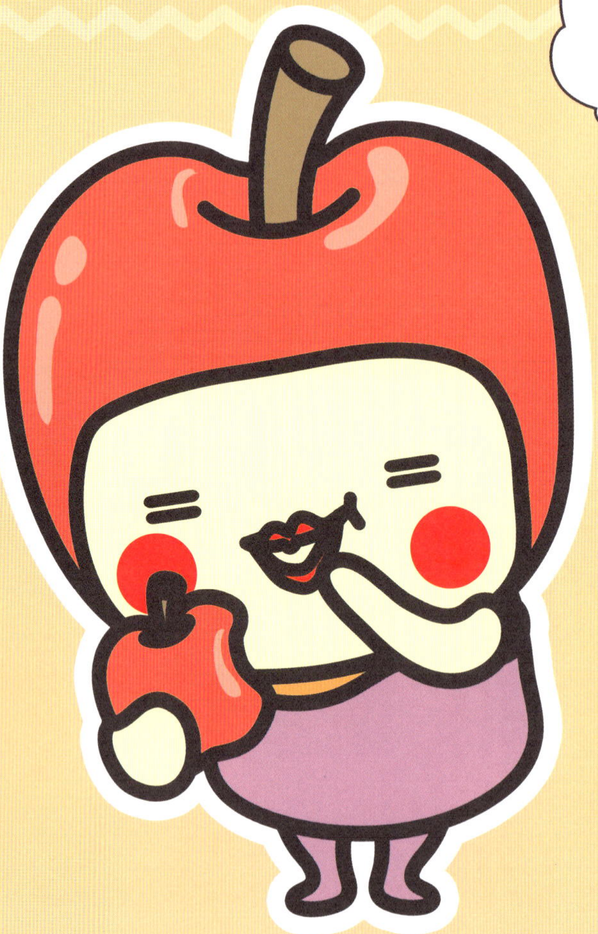

▶▶ わたしはとっても小さなウイルスで、みんなのからだに入りこんでリンゴ病っていう病気をおこすの。

▶▶ 症状が出る前にほかの人にうつるから、予防がむずかしいみたいよ。

▶▶ リンゴ病はふつうは軽い症状なんだけど、妊婦さんは注意が必要らしいわ。

病原体の種類

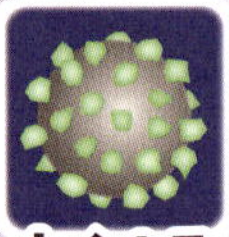

ウイルス

潜伏期間	14～18日
ワクチン	なし
危険度	●●○○○
おもな症状	両ほおに赤い発疹、腕や太ももにレースのような赤い発疹
とくに注意したい人	4～9歳、妊婦

どんな病気？

わたしの名前のパルボっていうのは、ラテン語で小さいという意味よ。その意味のとおり、わたしはとっても小さなウイルスなの。

わたしが人のからだに入ると、ほっぺに赤い発疹が出て、まるでリンゴみたいになるから、日本ではリンゴ病って呼ばれているのよ。赤い発疹は、ほっぺから腕や太ももなどにも広がってレース状になるの。ちなみに、ほっぺに赤い発疹が出る前に、微熱などのかぜの症状が出る人もいるみたいよ。

わたしは4～9歳くらいのこどもに感染することが1番多いわ。まれにおとなのこともあるけどね。わたしが活発になる春を中心に、1～7月はリンゴ病が流行する季節らしいのよ。うふふ。

発疹で赤くなったほおを、アメリカでは「平手打ちをされたようなほお」っていうんだよ。

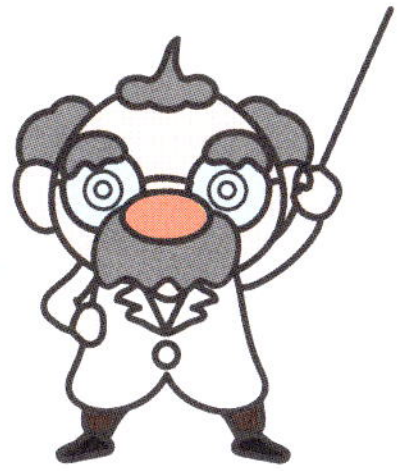

どんな予防や治療があるの？

わたしが感染力をもっているのは、感染した人に赤い発疹が出る前なの。つまり、感染していることに気づく前にほかの人にうつって広がっていくってわけ。だから、ふせぐのがむずかしいみたいなのよ。うふふ。

逆に赤い発疹が出たあとは、わたしは感染力をなくしているから、ほかの人にうつることはないわ。

わたしを予防するワクチンはないの。だけど、赤い発疹は7～10日間ぐらいで自然に消えるし、ほとんどの場合は軽い症状で、大きな問題になることはないらしいわ。

ただし、妊婦さんは別なの。妊婦さんがわたしに感染すると、おなかの赤ちゃんがたいへんなことになる場合があるみたいよ。

知りたい！感染症

妊婦さんは気をつけて！

わたしがおこす症状は軽いから、ふつうは感染してもあまり問題はないのよ。でも妊婦さんが感染すると、おなかの赤ちゃんにも感染して流産などする場合があるらしいわ。わたしがいうのもなんだけど、リンゴ病が流行しているときに小学校や幼稚園、病院などに立ち入る場合、妊婦さんは十分注意したほうが安心かも。

ヒトパルボウイルスB19に感染した赤ちゃんでも、元気に生まれて育つことも多いみたいだよ。

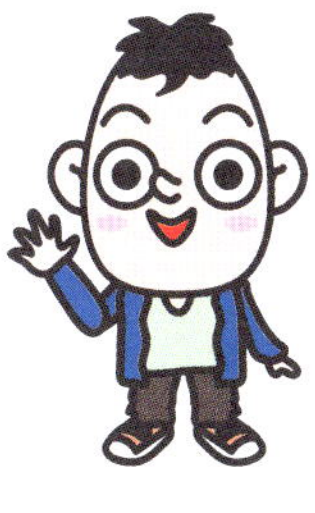

結核

結核菌

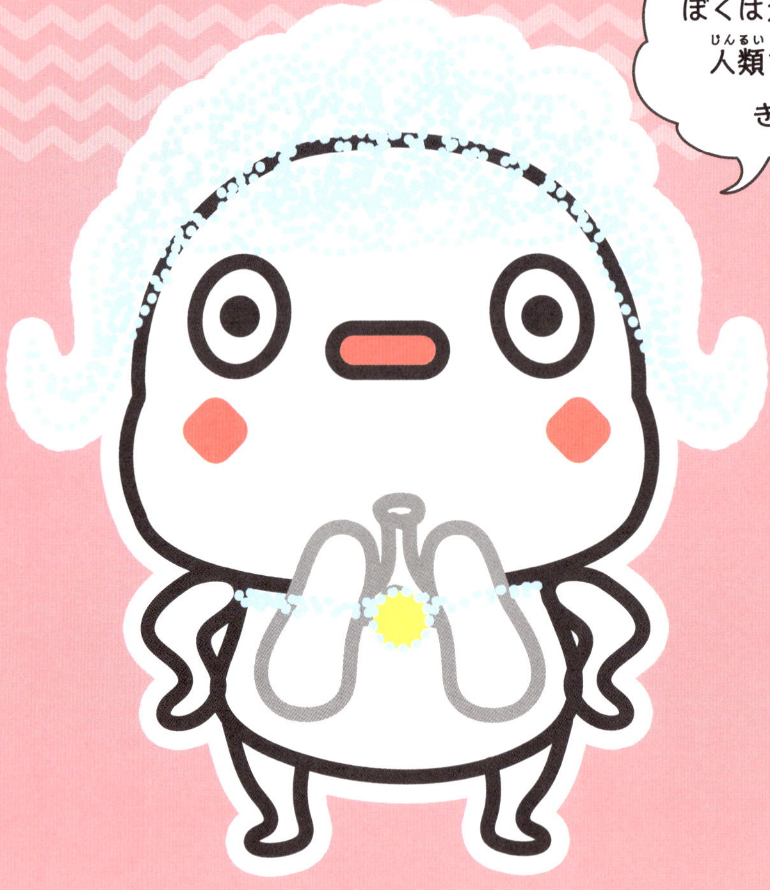

日本で国民病とおそれられた！

▶▶ 結核をおこす原因といえば、ぼく、結核菌のことだよ。

▶▶ ワクチンはあるけど、その効果は一生続くものじゃないんだ。

▶▶ ほとんどの人はぼくに感染しても発症しないけど、免疫力が落ちている人は結核になるんだ。症状が重くなると、亡くなる人もいるみたい。

病原体の種類

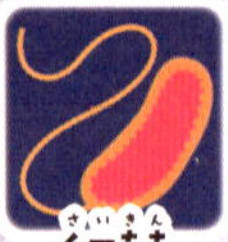

細菌

潜伏期間	数か月〜数十年
ワクチン	BCG
危険度	☠☠☠☠（5段階中4）
おもな症状	せき、たん、微熱、食欲不振、だるさ
とくに注意したい年齢	すべての年齢層

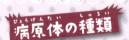

どんな病気？

ぼくは、大むかしから人類を苦しめてきたんだ。日本でも国民病といわれるほど広がって、日本人の死亡原因の第１位だった時期もあったんだよ。

ぼくに感染しても、ほとんどの人は免疫によって発症しないよ。それに、発症しない人のからだのなかにいるぼくは、ほかの人にうつることもないんだ。ただし、免疫力が落ちると、からだのなかにいるぼくは増えはじめて、結核をおこしやすくなるよ。

発症すると、せきやたん、微熱などの症状が長く続いて、食欲がなくなってやせてくるんだ。症状が重くなると、肺などの組織がこわされて、亡くなることもあるんだ。じつはいまの日本でも毎年2000人以上の人が結核で亡くなっているらしいよ。

どんな予防や治療があるの？

結核を発症した人の症状が悪化すると、せきやたんとともに、ぼくを吐き出すようになるよ。吐き出されたぼくは、その場をふわふわと漂うんだけど、狭くて換気のわるい場所は長く漂っていられるから好きなんだ。

ぼくがおこす結核を予防するために、日本では赤ちゃんにＢＣＧっていうワクチンを接種することになっているんだって。さては、ぼくに対する免疫をつけようとしているんだな！　でもそんなことじゃあ、ぼくはいなくならないよ。だって、ワクチンの効果が続くのは10〜15年で一生じゃないから、おとなになると効果がなくなるんだもんね。

だから、定期的に検査をしていない人や、規則正しい生活や適度な運動を心がけていない人には、ぼくが入りこんじゃうんだ。

この病気にも注意！

スーパー結核（多剤耐性結核）

このごろ、ぼくをやっつける数種類の薬のうち、いくつかが効きづらくなっているって、人間界では大問題になっているみたい。理由は、ぼくが変身したからだよ。ぼくだって、いつまでも同じ薬にやられてばかりはいられないからね！　薬が効きづらくなったぼくがおこす病気は、スーパー結核（多剤耐性結核）って呼ばれているんだ。

スーパー結核になると、なおる可能性がとても低くなるんだよ……。

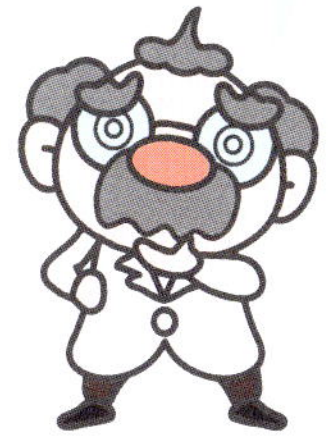

MERS（中東呼吸器症候群）

MERSコロナウイルス

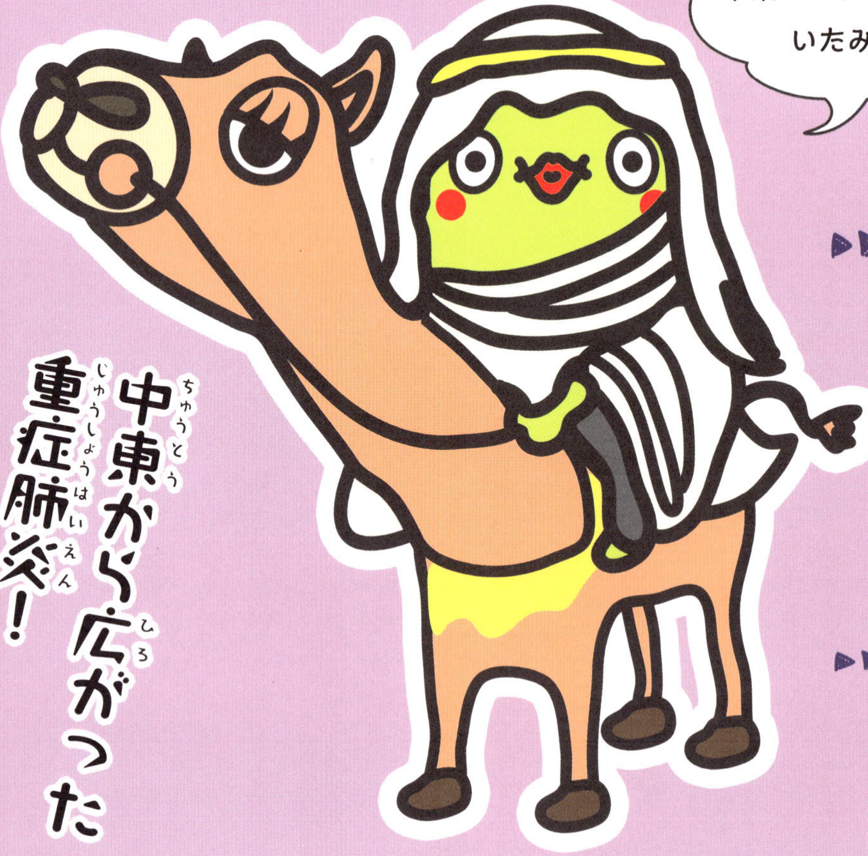
もともとぼくは、
中東のヒトコブラクダのなかに
いたみたいなんだ。

中東から広がった重症肺炎！

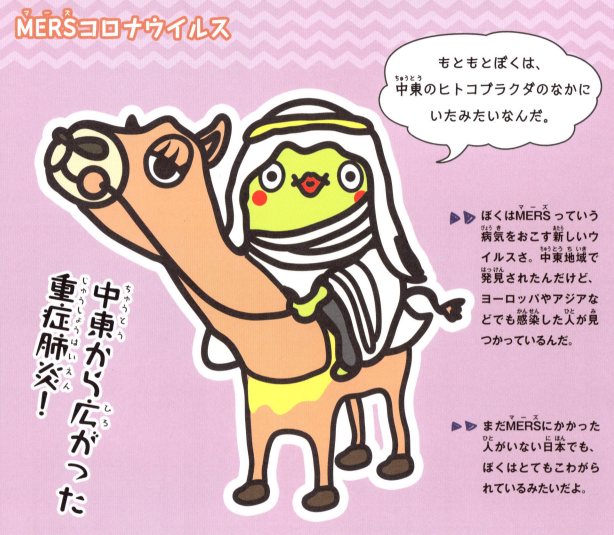

▶▶ ぼくはMERSっていう病気をおこす新しいウイルスさ。中東地域で発見されたんだけど、ヨーロッパやアジアなどでも感染した人が見つかっているんだ。

▶▶ まだMERSにかかった人がいない日本でも、ぼくはとてもこわがられているみたいだよ。

病原体の種類

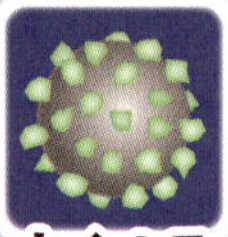

ウイルス

潜伏期間	2～14日
ワクチン	なし
危険度	●●●●○
おもな症状	発熱、せき、息切れ、下痢、肺炎
とくに注意したい人	中高年の人、基礎疾患*のある人

*基礎疾患：病気や症状をおこす原因になる病気

どんな病気？

ぼくは2012年にはじめて発見された、新しいウイルスだよ。最初にサウジアラビアなどの中東地域でぼくに感染した人があらわれたんだけど、そのあと感染した人がほかの地域に移動したから、ぼくはヨーロッパやアジアなどでも、MERS っていう病気をおこすようになったのさ。

ぼくがからだに入りこむと、人は熱を出したり、せき、息切れ、下痢などをおこしたりするんだ。症状が軽い人もいるけど、多くは重い肺炎になって、中高年の人や基礎疾患のある人は亡くなることもあるんだって。

ぼくはもともと、中東のヒトコブラクダのなかにいたらしいんだけど、あるときラクダから人にうつったみたいなんだ。

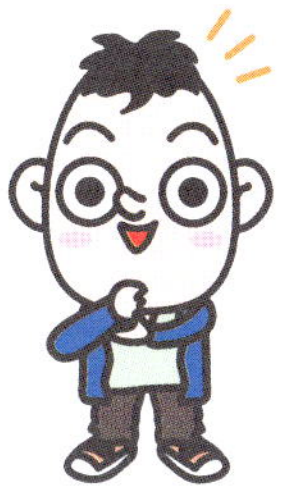

旅行しているときに病原体を運ぶ可能性があるってこと、おぼえておこう！

どんな予防や治療があるの？

発見されてまだ間もないぼくに対しては、予防するワクチンもやっつける薬も開発されていないし、治療法もはっきりとはわかっていないのさ。

だから人間たちは、とにかくぼくが広まらないように必死になっているみたいだよ。たとえば、ぼくに感染した人が見つかったら、ほかの人にうつらないように、すぐに隔離しているらしいんだ。それに、ぼくはせきやくしゃみに混ざっていて手にくっつくから、感染した人がふれたドアノブやつくえ、いすなどは消毒しているんだって。

日本ではまだMERSにかかった人がいないみたいだけど、ぼくが日本にあらわれるのは時間の問題だって、とても心配している人もいるようなんだ。

ぼくの仲間

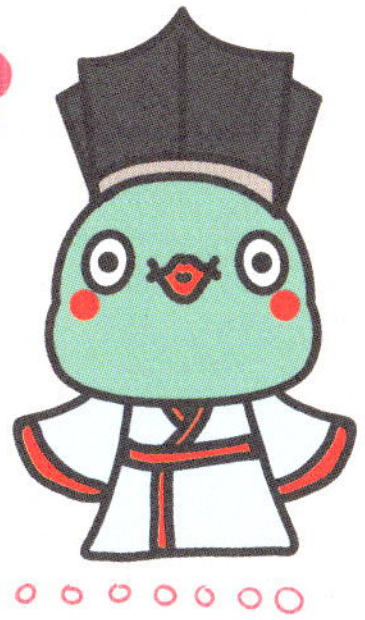

SARS（重症急性呼吸器症候群）

SARSコロナウイルス

ぼくと同じコロナウイルスっていうグループのSARSコロナウイルスは、SARS っていう病気をおこすよ。急に症状が出る新型肺炎で、感染すると高熱、せき、呼吸困難などの症状が出て、1割くらいが亡くなるんだ。2002年に中国で集団発生して広まったのさ。

MERSと同じで、SARSもまだ効果的なワクチンや薬はないらしいわ。

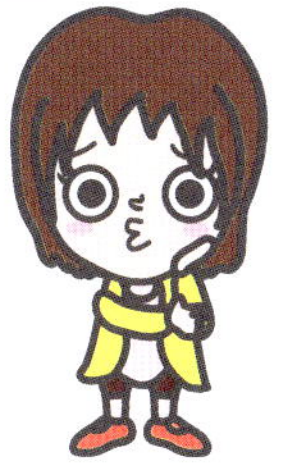

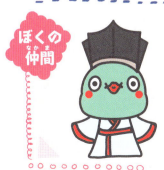

A群溶血性レンサ球菌感染症

A群溶血性レンサ球菌

からだのどこに感染するかで症状が変わる！

わたしの名前の「レンサ」は、くさりのようにつながっていることを意味する「連鎖」からきているの。

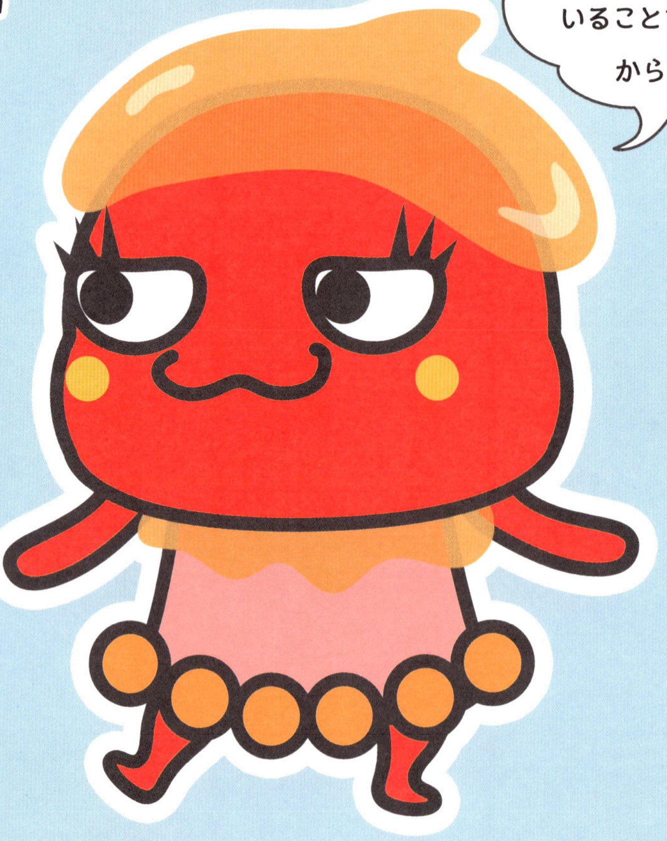

▶▶ わたしに感染すると、A群溶血性レンサ球菌感染症っていう病気になって、咽頭炎やとびひをおこすのよ。

▶▶ 小学生くらいのこどものなかでも、うがいと手洗いをちゃんとしないこどもはとくに大好きだわ！

病原体の種類

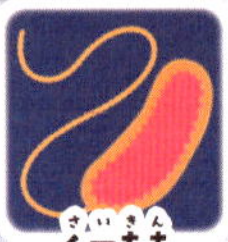

細菌

潜伏期間	2〜5日
ワクチン	なし
危険度	☠☠☠
おもな症状	発熱、咽頭炎、かゆみを伴う水ぶくれ・かさぶた、だるさ、嘔吐
とくに注意したい年齢	6〜12歳

どんな病気？

わたしはA群溶血性レンサ球菌っていって、細菌の仲間なの。よく名前を省略して、ヨウレン菌って呼ばれているわ。

わたしに感染すると、人は急に発熱して、咽頭炎っていうのどに炎症をおこす病気になるの。舌がイチゴのように赤くなってぶつぶつができる、イチゴ舌っていう症状が出ることもあるわ。

あと、わたしはとびひ(→42ページ)っていう皮膚の病気をおこすこともあるわ。ひっかき傷などからからだのなかに入って、かゆみのある水ぶくれやかさぶたをつくるの。

冬や、春から夏にかけて活発に動きまわるわたしは、からだのいろんな場所で、さまざまな症状をおこすことができるのよ。

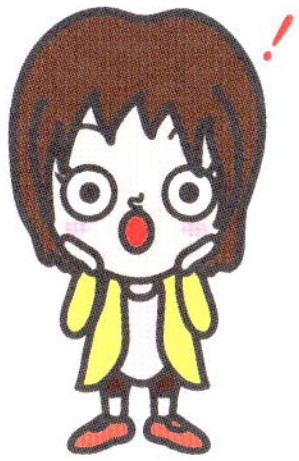

感染する場所によって症状がちがうなんて、おどろいたわ！

どんな予防や治療があるの？

わたしは、感染した人の唾液や水ぶくれ、かさぶたなどにひそんで、ほかの人にうつるチャンスをねらっているわ。だからわたしは、学校やおうちなど、人と人とのふれ合いが多い場所が大好きなの。

あと、小学生くらいのこどもが好きなわたしだけど、そのなかでも、うがいと手洗いをちゃんとしないこどもはとくに大好きよ。

だって、みんながわたしをどんどん広げてくれるから！

わたしに感染した人は、わたしをやっつけるための薬を飲むみたいなの。でも、こう見えてわたしってけっこうタフな女だから、その薬を10日間以上飲み続けられない限り、へこたれないわ。

この病気にも注意！

劇症型溶血性レンサ球菌感染症

わたし、A群溶血性レンサ球菌は変身して、劇症型溶血性レンサ球菌になることがあるのよ。この劇症型溶血性レンサ球菌がおこす感染症は、急速に症状が悪化して、3割くらいの人が亡くなるわ。発症すると、筋肉や皮膚の細胞がどんどん死んでいくから、人食いバクテリアって呼ばれているみたいよ。

A群溶血性レンサ球菌が、なぜ劇症型になるのかについては、まだわかっていないことも多いんだ。

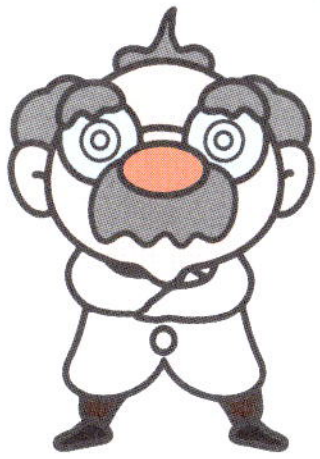

おもに 人や物にふれて うつる感染症

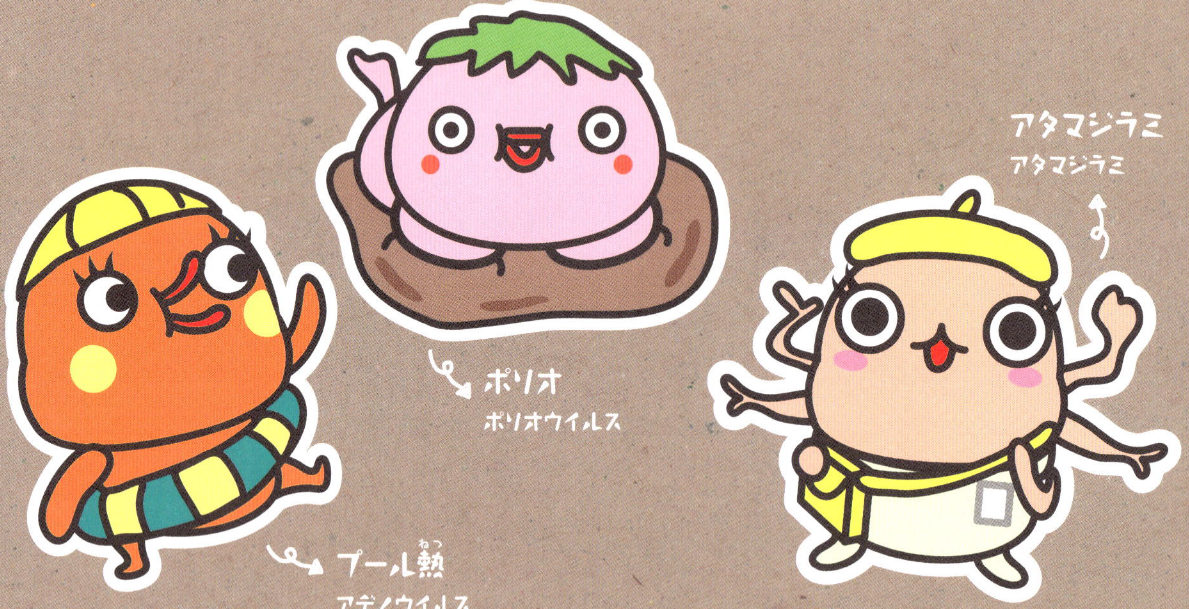
ポリオ
ポリオウイルス
プール熱
アデノウイルス
アタマジラミ
アタマジラミ

ぼくたち、人や物にふれてうつる感染症の病原体は、感染した人の皮膚や、感染した人が使ったタオル、つくえ、いす、電車のつり革などにくっついているよ。それらにさわって、手にぼくたちのついた人が、自分の目や鼻、口にふれることによって、からだのなかに入りこむのさ。そんなぼくたちがおこす病気には、手足口病、プール熱、とびひ、急性出血性結膜炎、ポリオなどがあるよ。

人や物にくっついていろんなところに広がるぼくたちは、消毒されていない物にふれたり、トイレに行ったあとに手を洗いもせずに、あちこちさわったりする人が大好きさ。だって、

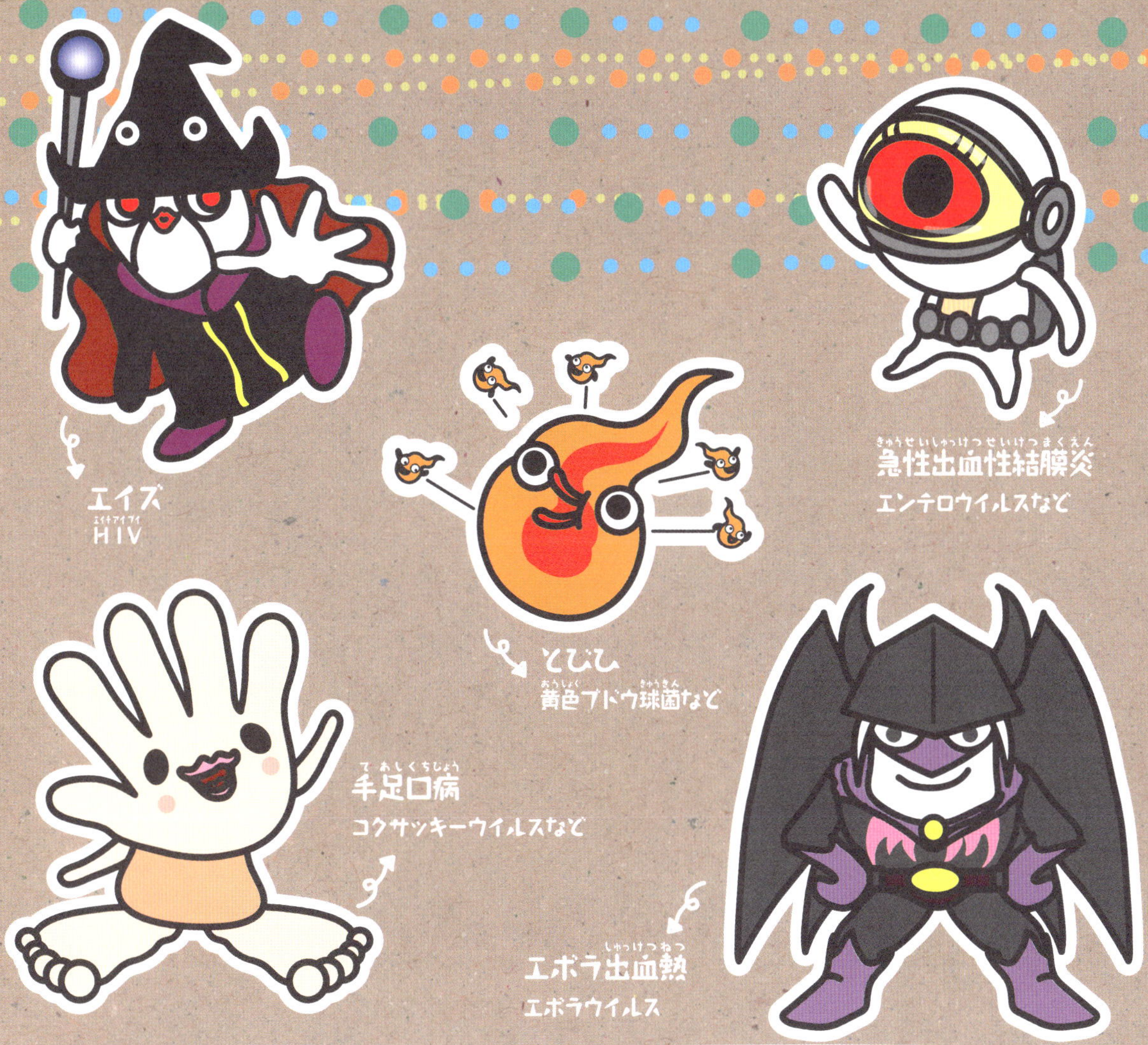

ぼくたちがなーんにもしなくても、その人たちがどんどんぼくたちを広めてくれるからね。その反対に、手洗いと消毒をきちんとする人は大きらいさ。

ぼくたちのなかで、アタマジラミはちょっと変わっていて、感染している人が使ったぼうしをはじめとする衣類やベッドなどから、ほかの人にうつるんだ。

それから、エイズは感染した人にふれただけでは病原体がからだのなかに入りこむことはなくて、性行為や出産などを通じてうつる病気だよ。エボラ出血熱は、感染した人の血液などがほかの人の傷口などにふれることで感染するんだ。

アタマジラミ

アタマジラミ

あたしはこどもが大好きなの。みんな、仲間はずれにしないでー！

頭がとってもかゆくなる！

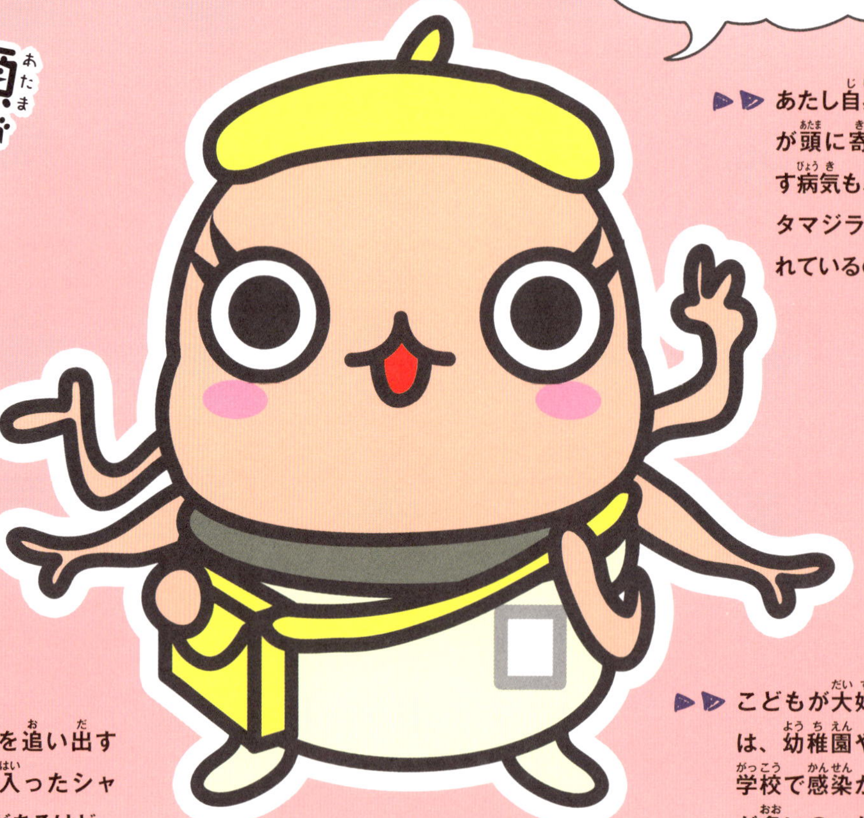

▶▶ あたし自身も、あたしが頭に寄生しておこす病気も、両方とも「アタマジラミ」って呼ばれているのよ。

▶▶ あたしを追い出す成分の入ったシャンプーがあるけど、大きらいよ！

▶▶ こどもが大好きなあたしは、幼稚園や保育所、小学校で感染が広まることが多いの。おとなにうつることもあるわ。

病原体の種類

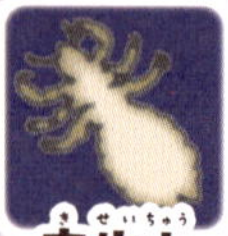

寄生虫

潜伏期間	なし
ワクチン	なし
危険度	💀（5段階中1）
おもな症状	多くは無症状、血を吸われるとかゆみ
とくに注意したい年齢	12歳以下

どんな病気？

あたしは名前のとおり、頭に寄生するシラミよ。ぼうしなどの衣類やベッド、いすの背もたれなどにいて、そこから人の頭にうつるの。とくにこどもが大好きだから、保育所のお昼寝の時間なんかにみんなの頭が並んでいると、あちこちに移動しちゃうわ。でも、あたしが髪の毛のなかにいても、はじめはみんな気づかないことが多いのよ。

じつは、あたしのごはんは血なの。だからみんなの頭の血を吸っちゃうんだけど、そうすると頭がかゆくなっちゃうみたい。かゆいからって頭をひっかくと、その傷口から別の病原体が入りこんじゃうこともあるんだって。

いっておくけど、「アタマジラミ＝不潔」は大まちがいよ。だから、あたしが頭にいたお友だちを仲間はずれなんかにしないでね！

どんな予防や治療があるの？

あたしは毎日卵を産んで、どんどん増えることができるわ。フケみたいな白い卵からふ化した幼虫が成虫になって、１か月で100個くらい卵を産むのよ。すごいでしょ！

でも、そんなあたしのこと、みんなはきらいかな？　だって、あたしをやっつけるパウダーを頭にふりかけたり、あたしを追い出す成分の入ったシャンプーを使ったりするんだもん。それに、目の細かいくしで卵を取り除こうとすることもあるわ。まくらカバーやシーツを60度以上のお湯にひたして洗濯したり、ふとんを干してよくたたいたりして、わたしを追い出そうとすることもあるし……。みんなと仲良くしたいけど、そんなことされたらあたしは生きていけないから、逃げ出しちゃうわ。

知りたい！感染症

アタマジラミとコロモジラミ

あたし、アタマジラミは頭にいるんだけど、コロモジラミは衣類にくっついているのよ。発疹チフスリケッチアっていう病原体をもっているコロモジラミが人の血を吸うと、発疹チフスっていう病気をおこすの。戦争や貧困などで不衛生になると大流行するみたいよ。

コロモジラミとアタマジラミはちがう種類なんだね。

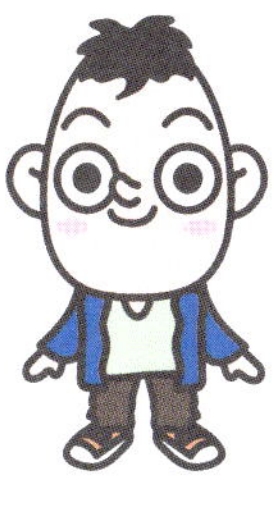

手足口病

コクサッキーウイルスなど

病気がなおっても、
ぼくはまだ
便のなかにいるよ。

口のなか・手・足などに
発疹ができる!

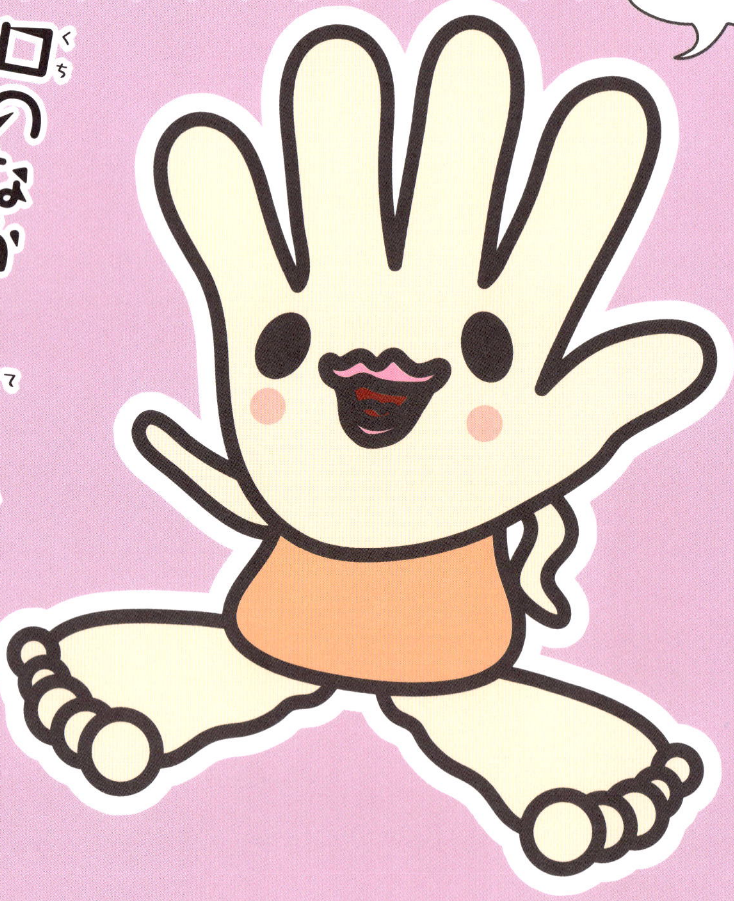

▶▶ 手足口病は、ぼく、コクサッキーウイルスなどがおこす病気で、夏に流行するんだって。

▶▶ たいていは自然になおるけど、口のなかや手足などに水ぶくれのような発疹ができるらしいよ。

▶▶ ぼくは小さなこどもに感染しやすいみたいなんだよねー。

病原体の種類

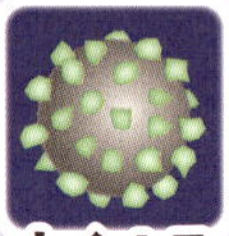

ウイルス

潜伏期間	3～6日
ワクチン	なし
危険度	2/5
おもな症状	口のなか・手のひら・足のうらなどに水ぶくれのような発疹
とくに注意したい年齢	4歳以下

どんな病気？

みんなは手足口病って聞いたことあるかな？　名前のとおり、口のなかや手のひら、足のうらなどに、水ぶくれのような発疹ができる病気らしいよ。発疹の大きさは２～３ミリでピンク色。必ず手や足、口の全部に発疹ができるわけじゃないし、おしりやひざにできることもあるんだって。

じつはこの病気、ぼくが口や鼻から人のからだに入りこむことでおこるらしいんだ。ぼくはただ人のからだにいたかっただけだから、そんなこと全然知らなかったよー。

ぼくは小さなこどもに感染しやすいんだ。とくに夏は学校などでたくさんのこどもにせきやくしゃみでうつることもあるよ。

口のなかに発疹があるときは、刺激の少ない食べものや飲みものがよさそうね！

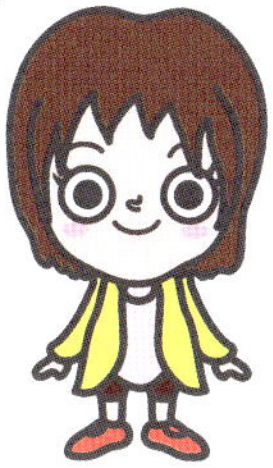

どんな予防や治療があるの？

手足口病の発疹は３～７日間で自然になおることが多いんだって。でも、発疹が消えても、ぼくはからだからいなくなったわけじゃなくて、しばらくは便といっしょにからだの外に出ていっているんだ。だから、トイレのあとに手を洗わない人がいると、その人がぼくをまたいろんな人のところに運んでくれるからラッキーなんだよねー。

ここだけの話だけど、逆にぼくにとってラッキーじゃないことといえば、幼稚園や保育所などで行われるおもちゃの消毒。ぼくは小さなこどものよだれに混ざって、おもちゃにくっついているから、消毒されると居場所がなくなって困っちゃうんだ。あと、みんながプールに入る前につかっている腰洗槽なんかも、ぼくはとっても苦手なんだよねー。

この病気にも注意！

ヘルパンギーナ

手足口病をおこすのは、ぼく、コクサッキーウイルスのほかにエンテロウイルス（→44ページ）がいるよ。夏に流行するから夏かぜ（→41ページ）っていわれるけど、ぼくらがおこす夏かぜには、ヘルパンギーナっていう病気もあるんだ。感染するのはこどもが多くて、高熱が出て口のなかに水ぶくれができるんだって。

コクサッキーウイルスやエンテロウイルスの感染を防ぐのに、1番大事なことは手洗いだよ。

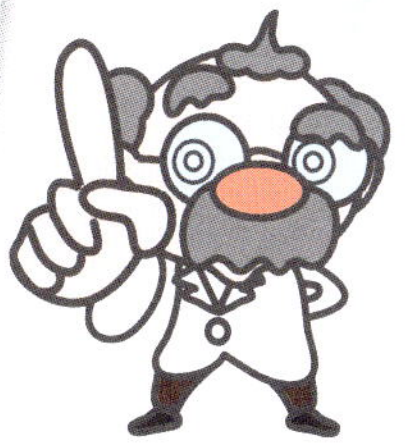

プール熱（咽頭結膜熱）

アデノウイルス

感染するのは、
ほとんどがこどもだよ。

プールでの感染でむかし大流行した！

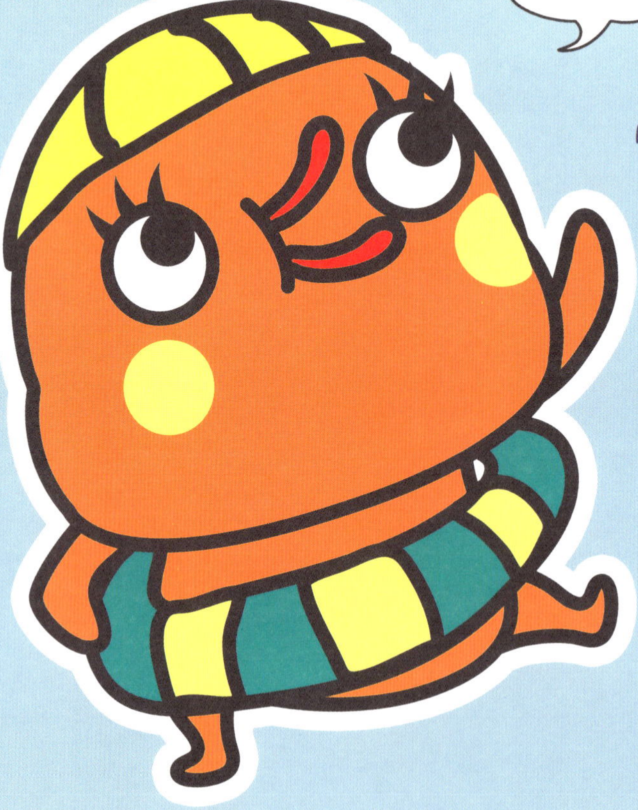

▶▶ おいらはプール熱っていう病気をおこすんだ。夏が大好きなおいらは、7～8月になると活発になるよ。

▶▶ プール熱は塩素消毒されていない、学校のプールでむかし大流行したんだ。おうちのビニールプールには、いまでもいることがあるよ。

病原体の種類

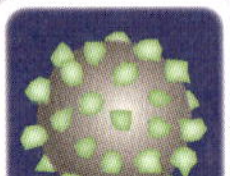

潜伏期間	5～7日 （最短2～最長14日）
ワクチン	なし
危険度	●●○○○（5段階中2）
おもな症状	高熱、扁桃腺のはれ・痛み、頭痛、食欲不振、だるさ、目の充血
とくに注意したい年齢	5歳以下

どんな病気？

おいらはアデノウイルス。せきやくしゃみなどのほかに、プールの水にまぎれて、人のからだに入りこむことがあるよ。おいらに感染すると、高熱が出てのどにある扁桃腺がはれて痛くなるんだってさ。それから目が真っ赤に充血して、目やにや涙が出たり、首のリンパ節がはれたりすることもあるみたい。

プール熱って呼ばれるのは、むかしはプールでおいらに感染する人が多かったからだよ。ただ、いまのプールの水は塩素消毒されているから、おうちのビニールプールの水のほうがまぎれこみやすくなったんだ。

もともと感染力が強いおいらだけど、6月ごろからとくに元気になって、7～8月が1番活発になるよ。

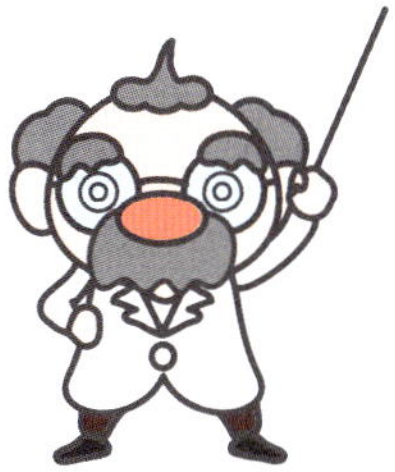

プール熱の症状のうち、目の充血などは結膜炎と呼ばれるんだよ。

どんな予防や治療があるの？

おいらは、からだに入りこんだ人の鼻水や目やに、便などのほかに、ドアノブなどその人がふれたものにくっついて、広がっていくよ。おうちのなかだと、ベッドのシーツやタオルなどにくっついて移動することが多いかな。だから、家族全員が同じタオルを使ってくれれば、おうちのなかでどんどんうつることができるんだ。

感染しても症状が出ない人もいるから、そんな人は知らないうちにおいらをいろんなところに運んでくれるよ。おいらとしては楽ができて助かるんだけど、予防がむずかしい病気だっていわれる理由らしいよ。

おいらを直接やっつける薬はまだないから、プール熱になったら静かに寝ているしかないんだってさ。

知りたい！感染症

3大夏かぜってなに？

プール熱、手足口病（→38ページ）、ヘルパンギーナ（→39ページ）は、5歳以下のこどもが夏にかかりやすい代表的な感染症で、3大夏かぜって呼ばれているよ。どれも自然になおることが多いし、かぜだからって油断しがちなんだけど、まれに症状が重くなることもあるんだ。あと、こどもからおとなにうつることもあるみたいだよ。

うがいや手洗いのほかに、タオルの貸し借りをしないことも重要なんだって。

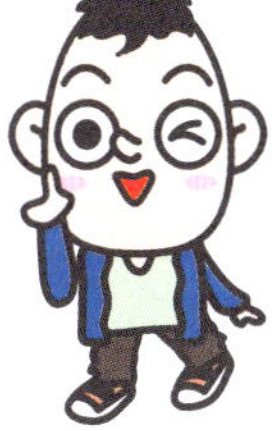

とびひ（伝染性膿痂疹）

黄色ブドウ球菌など

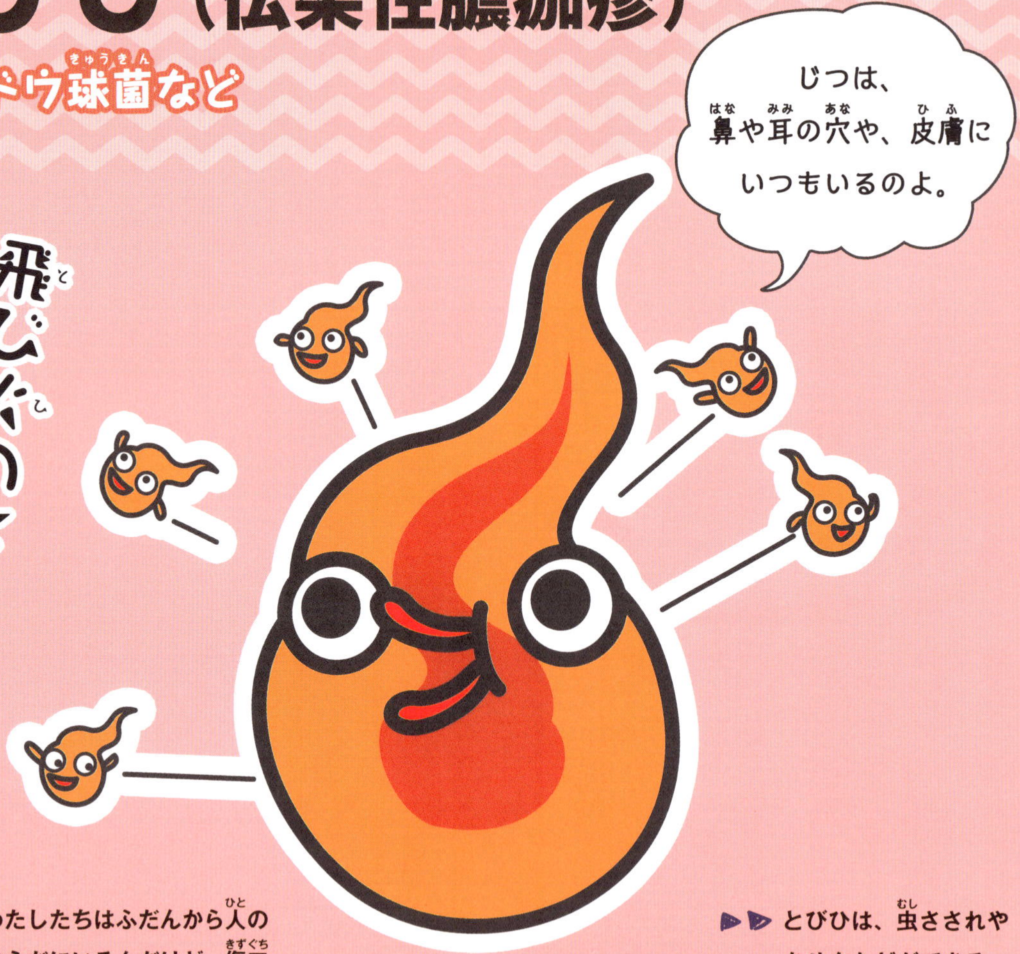

じつは、鼻や耳の穴や、皮膚にいつもいるのよ。

飛び火のようにどんどん広がる！

▶▶ わたしたちはふだんから人のからだにいるんだけど、傷口があるとそこからからだに入りこんで、とびひをおこすの。

▶▶ とびひは、虫さされやあせもなどができる、夏に流行することが多いらしいのよね。

病原体の種類

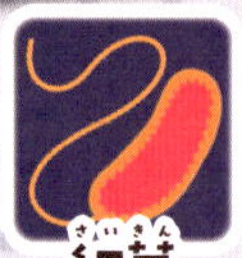

細菌

潜伏期間	2〜10日
ワクチン	なし
危険度	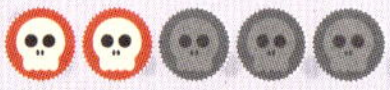
おもな症状	かゆみを伴う水ぶくれ・かさぶた
とくに注意したい人	こども

どんな病気？

わたしたちは、いつもみんなの鼻や耳の穴、皮膚にいるんだけど、ふだんはなーんにもしないの。ただじーっとしているだけ。でも、皮膚に傷口があるとそこで増えて、かゆみのある水ぶくれやかさぶたをつくっちゃうのよね。とくに夏は虫さされやあせもなどができるから、かいてできたひっかき傷から感染が広がることが多いらしいの。

水ぶくれやかさぶたがかゆくてひっかいた人の手にくっついて、わたしたちはまるで「飛び火」のようにあちこちに広がるわ。だから、わたしたちがおこす病気は「とびひ」っていわれているの。伝染性膿痂疹っていう名前もあるんだけど、むずかしいからなかなかおぼえてもらえないのよね。

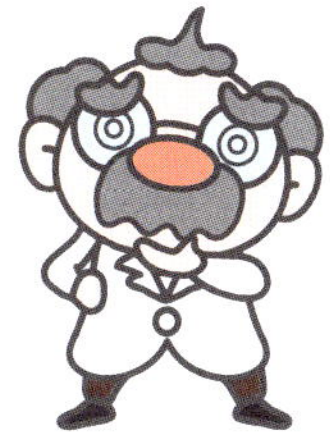

ときどきA群溶血性レンサ球菌（→32ページ）がとびひの原因になることもあるんだ。

どんな予防や治療があるの？

とびひにかかるのは、こどもが多いの。だってこどもは、虫さされやあせもなど、かゆいところがあるとすぐひっかくでしょ。それに、ひっかいてわたしたちがくっついた手であちこちさわることも多いんだもの。皮膚の傷口からからだのなかに入りこむわたしたちにとって、こどもは本当にありがたい存在なのよね。とくに鼻の穴をいじるこどもは、わたしたちを手にくっつけていろんなところに運んでくれるから大好きよ。

とびひをきちんとなおすために、傷口をきれいに洗って消毒したあと、ガーゼなどでおおう人がいるみたい。そんなことされると、わたしたちは傷口で増えることも、飛び火のように移動することもできなくなっちゃうんだから！

皮膚に傷をつけないように、つめは切っておくべきね！

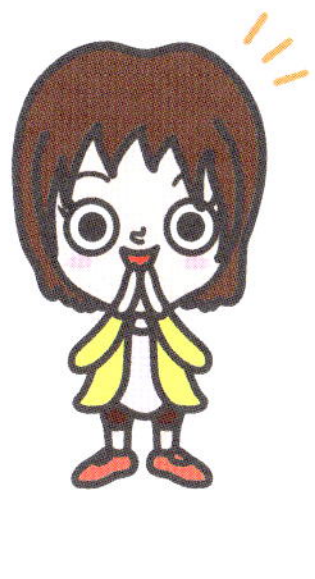

わたしたちの仲間

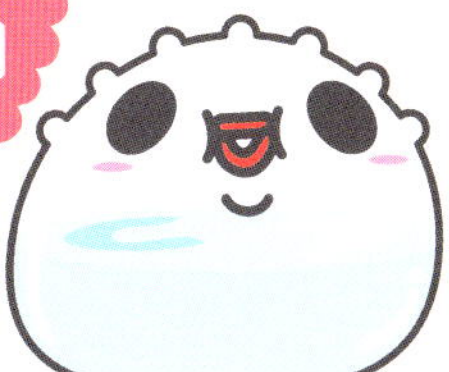

水いぼ（伝染性軟属腫）

伝染性軟属腫ウイルス

伝染性軟属腫ウイルスに感染すると、皮膚に水ぶくれのような水いぼができるの。なにもしなくても自然になおるんだけど、水いぼをかいた手でさわると、自分のからだのほかの部分やほかの人に感染が広がるのよ。3歳くらいのこどもによくできるみたい。

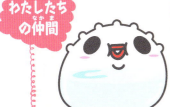

急性出血性結膜炎

エンテロウイルスなど

わたしは
1960年代に大流行した
結膜炎の原因ですよ。

目がゴロゴロして
充血する!

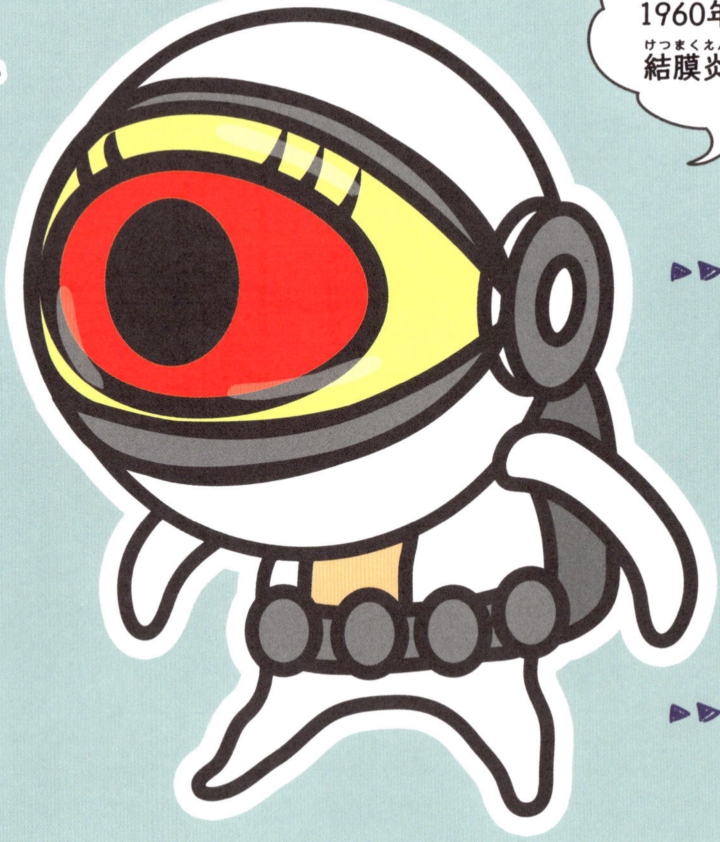

▶▶ わたしに感染した人は、突然目が痛くなって、ゴロゴロとして、充血や目やになどの症状が出るのです。

▶▶ 目をこすった手、タオルやハンカチにくっついて、わたしは広まっていきますよ。

病原体の種類

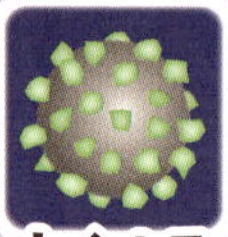

ウイルス

潜伏期間 1〜3日

ワクチン なし

危険度

おもな症状 目の痛み、ゴロゴロとした違和感、充血、出血、まぶたのはれ、目やに

とくに注意したい年齢 すべての年齢層

どんな病気？

わたしはエンテロウイルス。わたしが結膜に感染すると、人は急性出血性結膜炎をおこすのです。結膜というのは、まぶたのうら側と白目をおおっている膜のことです。

急性出血性結膜炎は、1960年代に爆発的に流行しました。アポロ11号の月面着陸と同じ時期だったので、「アポロ病」とも呼ばれました。また、それまで知られていなかった新しいタイプの結膜炎だったので、月から持ち帰った病原体が原因なのではないかと、うわさされたこともありました……。

わたしに感染すると、突然目の痛みをおこします。そして、目がゴロゴロして違和感をおぼえ、結膜の充血や出血のほか、光がとてもまぶしく感じるようになることもあるのです。

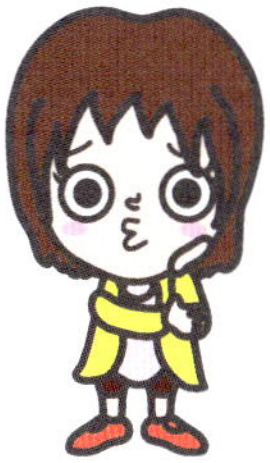

急性出血性結膜炎は、コクサッキーウイルス（→38ページ）が原因になることもあるらしいわ。

どんな予防や治療があるの？

わたしに感染して目やにや涙が出ると、みなさんは手で目をこすりたくなるでしょう。それはわたしにとって、非常にうれしいことです。その手にくっついて、わたしはほかの人に広まっていけるのですから。

たいへん残念でしょうが、みなさんはわたしを直接やっつける薬をもっていないのです。目の炎症をおさえる薬はあるようですが、安静にしているしかないのです。

みなさんにできることといえば、ていねいに手を洗うこと、タオルやハンカチなどの貸し借りをしないこと、目やにや涙をふき取るときに、使い捨てのティッシュペーパーやペーパタオルを使うことくらいしかないのです。まあ、それだけ徹底してやられてしまうと、わたしは困ってしまうのですが……。

わたしの仲間

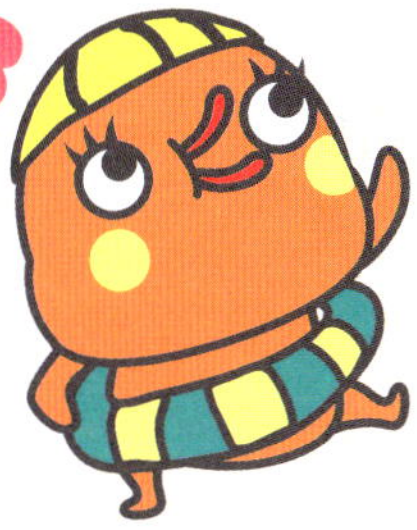

流行性角結膜炎

アデノウイルス

みなさんはアデノウイルスをご存知ですか？　かれが結膜に感染すると、流行性角結膜炎をおこすのです。幼稚園や学校で大流行することがあるので、「はやり目」とも呼ばれるようですよ。

同じアデノウイルスだけど、プール熱（→40ページ）をおこすものとは型がちがうんだって！

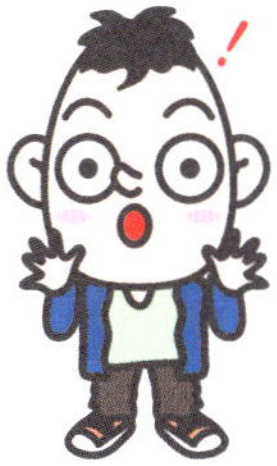

エイズ（後天性免疫不全症候群）

HIV（ヒト免疫不全ウイルス）

免疫力が低下して日和見感染症をおこす！

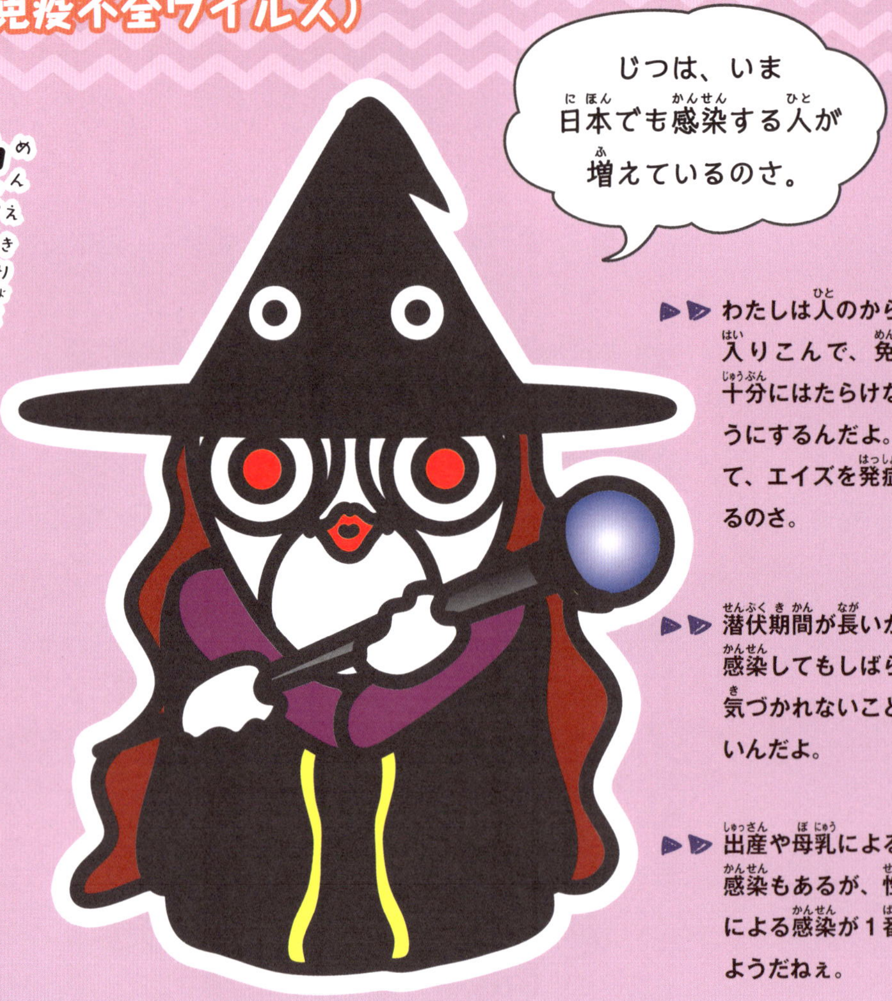
じつは、いま日本でも感染する人が増えているのさ。

▶▶ わたしは人のからだに入りこんで、免疫が十分にはたらけないようにするんだよ。そして、エイズを発症させるのさ。

▶▶ 潜伏期間が長いから、感染してもしばらくは気づかれないことが多いんだよ。

▶▶ 出産や母乳による母子感染もあるが、性行為による感染が１番多いようだねぇ。

病原体の種類

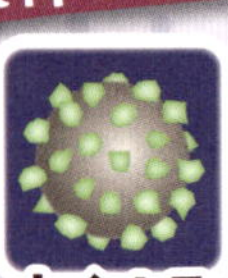
ウイルス

潜伏期間	数年～10年	おもな症状	日和見感染症、悪性リンパ腫などのがん
ワクチン	なし		
危険度	💀💀💀💀（5段階中4）	とくに注意したい年齢	10～60代

どんな病気？

わたしはHIVと呼ばれることが多いんだが、正式な名前はヒト免疫不全ウイルスというんだよ。この「免疫不全」ってどういうことかわかるかい？　わたしは、さまざまな病気からからだを守る免疫にとって、重要な役割を果たしている細胞をこわすことができるのさ。そうすると、免疫が不全、つまり完全にははたらけない状態になるってわけ。

それはとーってもこわいことなのさ。ふだんはあまり心配のいらない病気でも、感染したり症状が重くなったりするからねぇ。これが日和見感染症といって、エイズのおもな症状なんだよ。

むかしは輸血や注射による血液感染もあったし、いまも出産や母乳による母子感染もあるが、性行為による感染が１番多いのさ。

どんな予防や治療があるの？

わたしを完全にやっつけられる薬はまだないのさ。でも、血液検査をして感染していることを早い時期に発見できれば、わたしがからだのなかで増えるのを薬でおさえることができるらしいんだよ。そうなると、エイズはかつていわれたような死の病ではないってことになるのかもしれないねぇ。

しかし！！　わたしを早い時期に見つけることができるのかい？　日本ではわたしに感染する人が増えているのに、いまだにエイズは海外の病気だと思っている人がいるようじゃないか。そんなことじゃ、わたしを見つけることなんてできるはずがないのさ。なんせわたしは、人に感染してもすぐには症状が出ないから、検査以外で早い時期に発見することなんてできないからねぇ。

知りたい！感染症

治療がむずかしい日和見感染症

健康な人では発症しないが、免疫力が落ちたときに発症する感染症を、日和見感染症というのさ。原因となる病原体は身のまわりにたくさんいるし、薬が効かない場合も多いから、治療がむずかしいらしいねぇ。

エイズは早期の治療開始が１番大切！全国の保健所で無料・無記名の検査ができるよ。

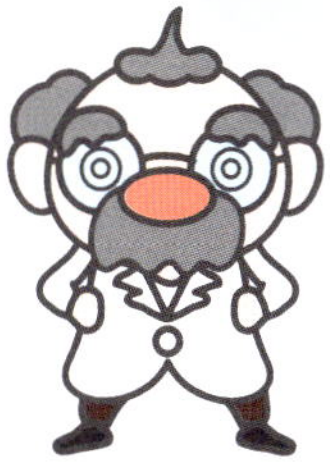

ポリオ(急性灰白髄炎)

ポリオウイルス

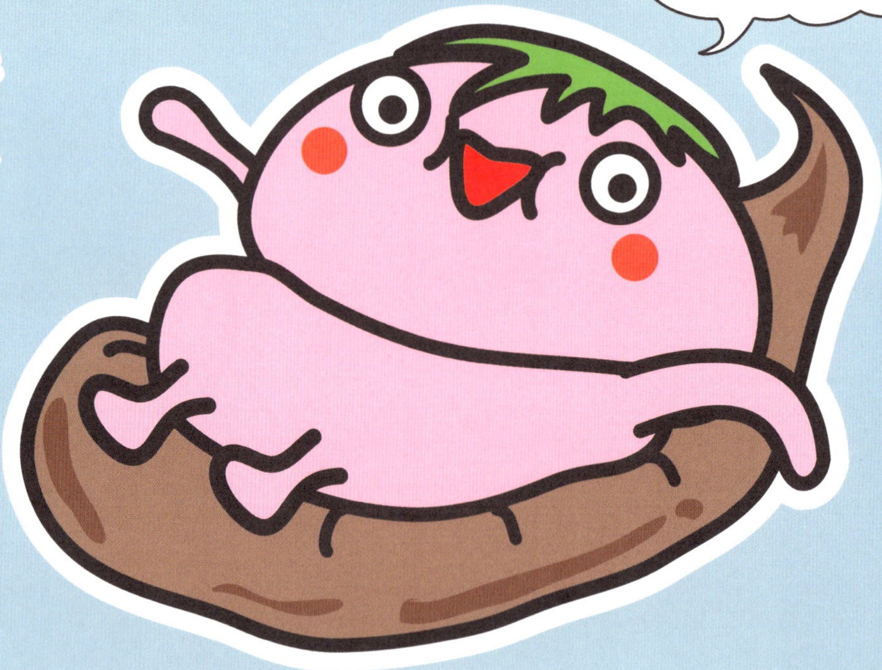

日本にはもういなくなったけど、外国にはまだいるよ。
まれに手足にまひが残ることも！

▶▶ぼくが口から人のからだのなかに入りこむと、ポリオという病気になるみたい。

▶▶ポリオは赤ちゃんや小さなこどもが多くかかる病気なんだけど、ぼくはワクチンを接種したこどもに近づかないよ。

▶▶日本では赤ちゃんのころから合計4回、ぼくを予防するワクチンをうっているらしいよ。

病原体の種類

ウイルス

潜伏期間	4～35日(平均15日)
ワクチン	ポリオワクチン
危険度	💀💀💀💀(4/5)
おもな症状	多くは無症状、鼻炎・咽頭炎・胃腸炎など軽いかぜのような症状、まれに手足のまひ
とくに注意したい場所	アフリカ、東南アジア

どんな病気？

ぼくは人にしか感染しないウイルスだよ。口から人のからだのなかに入って、腸のなかで増えて、便に混ざってからだの外へ出るんだ。そして、便にさわった人の手などにくっついて、ぼくはまたほかの人の口からからだのなかに入りこむんだよ。

ぼくに感染してポリオになると、軽いかぜのような症状が出る人もいるみたいだけど、たいていの人は病気としての症状は出なくて、知らない間に免疫ができちゃうんだって。

でも、ごくまれにだけど、ぼくが脊髄のなかに入りこむと手や足にまひがあらわれて、そのまひが一生なおらないことがあるみたいなんだ。なかには、呼吸困難で亡くなる人もいるらしい。ぼくのせいで、まさかそんなことになるなんてショックだよ……。

どんな予防や治療があるの？

ポリオになってからぼくをやっつける治療法はないんだ。でも、ポリオを予防するためのワクチンはあるみたいだよ。日本では、生後３～12か月の間に３回、そのあとにもう１回、合計４回ワクチンをうっているんだって。……いま話してて気がついたけど、このワクチンのせいで、ぼくは日本にいづらくなっちゃったんだね。

日本では1980年からポリオにかかった人はいないんだけど、ぼくはいまも海外にはいて、ポリオが流行している地域もあるよ。日本からその地域に来た人にくっついて、また日本へ行ってみたいな。でも、日本ではほとんどの人がぼくに対する免疫をもっているから、むずかしいかな？

日本では感染する人が出なくなっても、海外からウイルスが入ってきたときのためにワクチンは必要なんだよ。

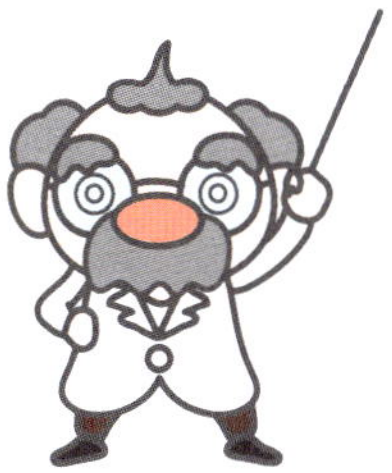

ぼくの仲間

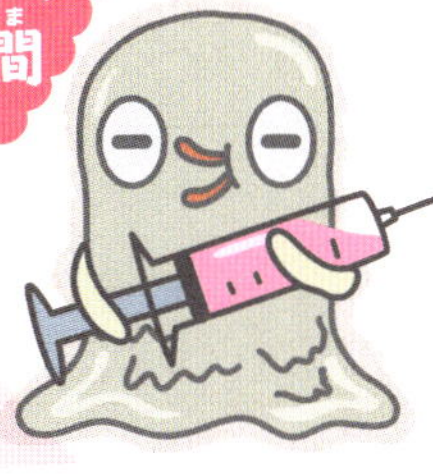

ジフテリア

ジフテリア菌

ジフテリアは、のどに偽膜っていう白い膜ができるのが特徴なんだ。そして、ジフテリア菌が出す毒素によって心臓や神経などがおかされて、亡くなる危険性が高い病気だよ。でも、日本ではワクチンが使われているから、ほとんど感染する人がいなくなったんだって。

エボラ出血熱

エボラウイルス

見てのとおり、おれは
もともとコウモリに
いたといわれているんだぜ。

亡くなる危険性
30〜90パーセント!

▶▶ エボラ出血熱というとてもこわい病気の原因は、このおれなのさ。

▶▶ おれがからだに入りこんだ人の血液などに直接ふれると、傷口などから感染するぞ。

▶▶ 開発は進められているらしいが、おれに対するワクチンや薬はまだないんだ。

病原体の種類

ウイルス

潜伏期間	2〜21日
ワクチン	なし
危険度	💀💀💀💀💀
おもな症状	発熱、頭痛、嘔吐、下痢、筋肉痛、全身の出血
とくに注意したい場所	アフリカ

どんな病気？

おれは1976年に発見された、わりと新しいウイルスさ。もともとはコウモリにひそんでいたと考えられているんだ。

おれがからだのなかに入りこむと、人は急に熱を出し、ひどい頭痛、嘔吐や下痢がはじまるんだ。そのあとに、鼻や歯ぐきなどから出血することも多いぞ。エボラ出血熱にかかった人の３～９割は亡くなるんだが、その原因の多くは出血ではなく、激しい下痢や嘔吐によって脱水症状をおこすことなのさ。

おれは感染した人の血液や汗、唾液、嘔吐物、排泄物にひそんでいて、それにふれた人の傷口や粘膜からからだに入るのさ。だから、感染した人の家族や、治療した医者や看護師にうつることが多いんだ。

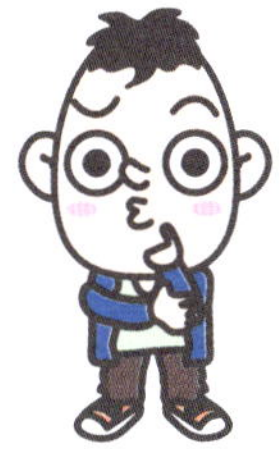

2014年には西アフリカのギニアで大流行して、となりの国ぐにへと広がって、1万人以上が亡くなったんだって。

どんな予防や治療があるの？

おれに対するワクチンや、おれをやっつけるための薬の研究が進んでいるらしいが、どうやらまだできていないらしいな。だから、おれに感染した人は、いまのところ症状をやわらげるくらいしか治療法がないんだ。

世界的にこれほど大騒ぎになると、さすがにおれも責任を感じるから、少し予防のヒントをいっておくぜ。まず、エボラ出血熱になるのがこわかったら、とにかくおれに感染した人に近づかないことだな。あと、エボラ出血熱が流行した地域に行くときは、野生動物に直接ふれないほうが身のためだぞ。なぜって、おれはコウモリだけじゃなくてサルなどの野生動物に感染して、そこから人にうつったんじゃないかって考えられているからさ。

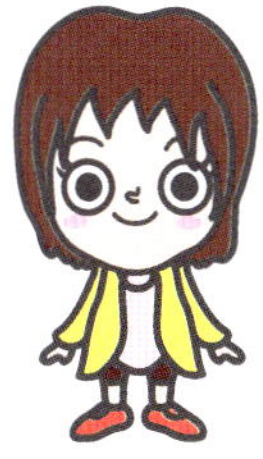

感染した人の家族やお医者さんは十分気をつけないといけないわね！

おれの仲間

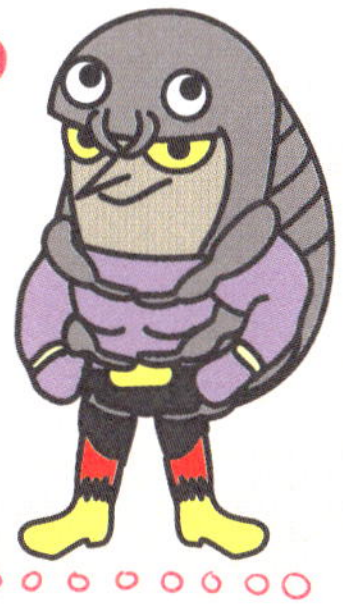

クリミア・コンゴ出血熱

クリミア・コンゴ出血熱ウイルス

クリミア・コンゴ出血熱は、おれがおこすエボラ出血熱と同じような症状の病気で、病原体はクリミア・コンゴ出血熱ウイルスさ。ウシやヒツジなどの大きい動物に寄生するダニから人に感染するぞ。ワクチンも薬もまだないし、病気の進行が早くて亡くなる危険性がとても高いんだ。

おもに食べものや飲みものからうつる感染症

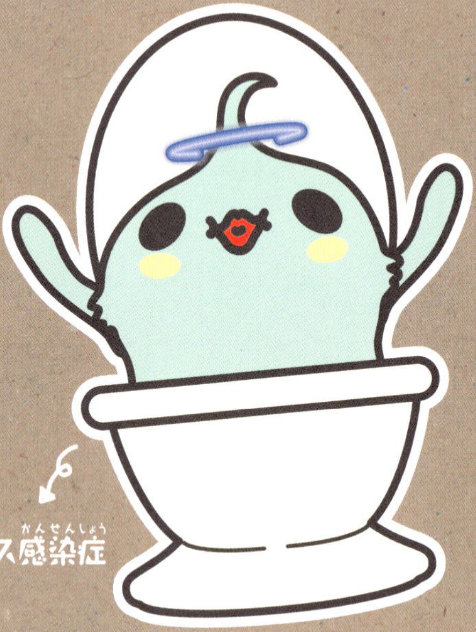

ノロウイルス感染症
ノロウイルス

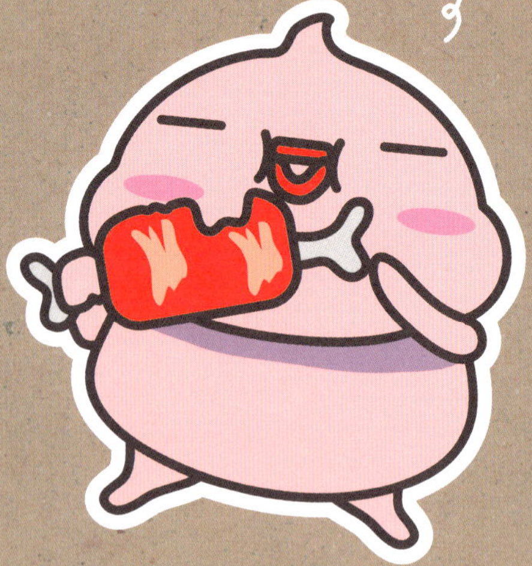

腸管出血性大腸菌感染症
O157など

　ぼくたち、食べものや飲みものからうつる感染症の病原体は、食中毒って呼ばれる病気をおこすんだ。食べものや飲みものなどといっしょに、口から人のからだに入りこんで、腹痛や下痢、嘔吐などで、みんなを困らせちゃうのさ。ぼくたちがおこす感染症には、ノロウイルス感染症、腸管出血性大腸菌感染症、サルモネラ感染症、コレラなどがあるよ。

　むかしは、井戸水や川の水にひそんでいれば簡単に大流行をおこすことができたんだけど、いまはすっかりおとなしくなったもんだよ。なぜって、水道の蛇口をひねれば消毒された水が出てくるのに、わざわざ井戸水や川の水を使おうって人はいないからね。

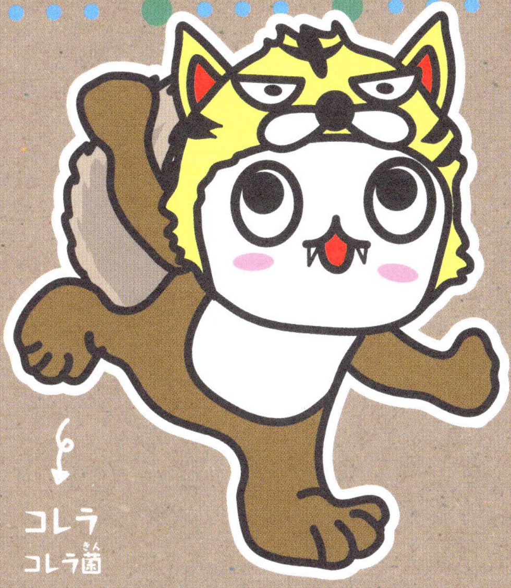
コレラ
コレラ菌

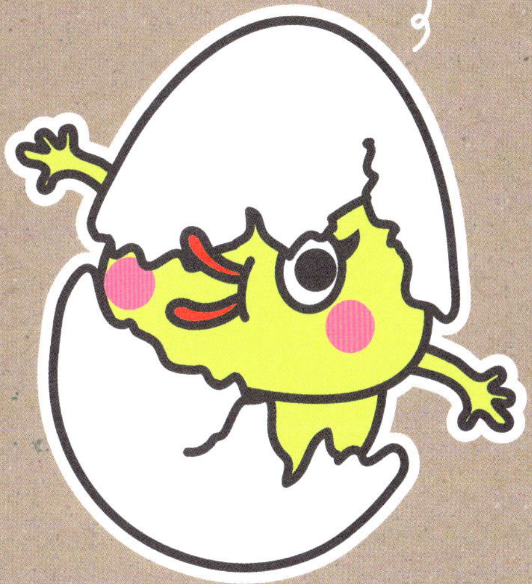
サルモネラ感染症
サルモネラ菌

でも、あまりよく火を通さないお肉や、生の魚介類が好きな人はいまでも多いから、まだぼくたちが広まるチャンスはあるんじゃないかな。あと、給食やレストランの調理場などで、手をよく洗わなかったり、マスクをしなかったりする人がいるときは、ぼくたちがたくさんの人に感染するチャンスなんだ。いわゆる集団食中毒ってやつだよ。

ぼくたちが好きになれないのは、台所をいつも清潔にしている人と、お肉などを必ずよく加熱して食べる人だよ。とくに、石けんでていねいに手洗いをする習慣のある人は、ぜったい仲良くなれないね！

ノロウイルス感染症

ノロウイルス

1年を通して発生！
集団感染をおこしやすい！

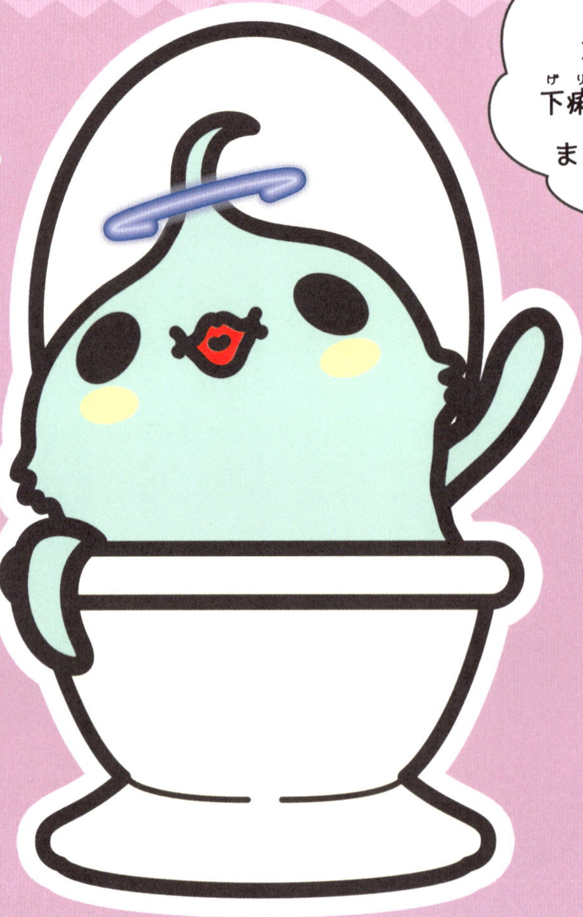

トイレが大好き！
だって、感染した人が
下痢や嘔吐をして、そこから
また広がっていけるから。

▶▶ ノロウイルス感染症っていう食中毒をおこすウイルスといえばわたし、ノロウイルスよ。

▶▶ カキなどの2枚貝からわたしに感染することもあるし、感染した人の便や嘔吐物にふれることで感染することもあるの。

▶▶ ノロウイルス感染症にかかると、下痢や嘔吐の症状が出るみたい。

病原体の種類

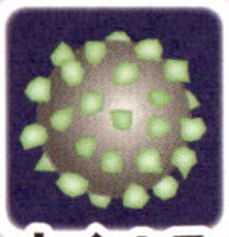

ウイルス

潜伏期間	12～48時間
ワクチン	なし
危険度	☠☠（5段階中2）
おもな症状	吐き気、嘔吐、下痢、腹痛、頭痛、発熱
とくに注意したい年齢	すべての年齢層

どんな病気？

わたしはノロウイルス感染症をおこすウイルスなの。ノロウイルス感染症は、吐き気、嘔吐、下痢をはじめ、腹痛や頭痛、発熱の症状が出る食中毒よ。1年を通して流行しているんだけど、とくに冬に多いみたい。

わたしはカキなどの2枚貝のなかにいることがあって、十分火を通さないで食べた人に感染するの。感染した人の便や嘔吐物にもわたしは混ざっているから、それらにふれた手で食べものを口に運ぶと、その人のからだに入りこんじゃうのよ。

便や嘔吐物から、ちりになって空気中を漂うことも、わたしはできるわ。それに、わたしが手についた人がいろいろな物にふれることで、移動することもできちゃうの。

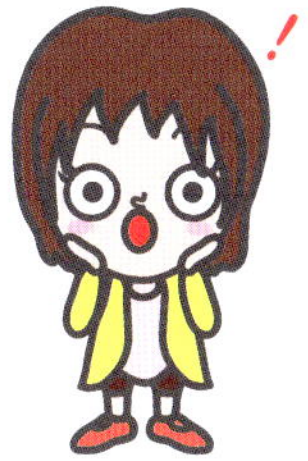

食中毒が流行するのは、食べものの傷みやすい夏だけじゃないのね！

どんな予防や治療があるの？

わたしに感染した人が下痢や嘔吐をしたあとのトイレには、あちこちにわたしがいるわ。だから、みんなはトイレを消毒しようとするんだけど、塩素系の漂白剤や二酸化塩素の液剤じゃないとわたしには効かないのよ。

カキなどの2枚貝のなかにひそんでいることもあるわたし。それなら2枚貝は食べないっていう人もいるかもしれないけど、そんなことしなくてもだいじょうぶよ。なぜって、わたしは熱に弱いから、食べものに十分火を通されると逃げ出しちゃうの。

わたしを予防するワクチンもやっつける薬もまだないから、1番大切なのは手洗いをきちんとすることよ。

……ちょっと自分の弱点をしゃべりすぎちゃったかな。

吐き気がするときは横向きに寝よう。吐いたものが気道につまるのをふせげるよ。

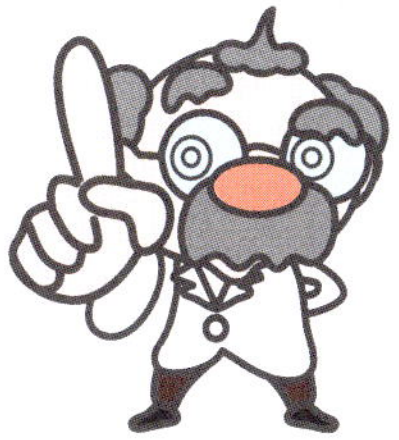

わたしの仲間

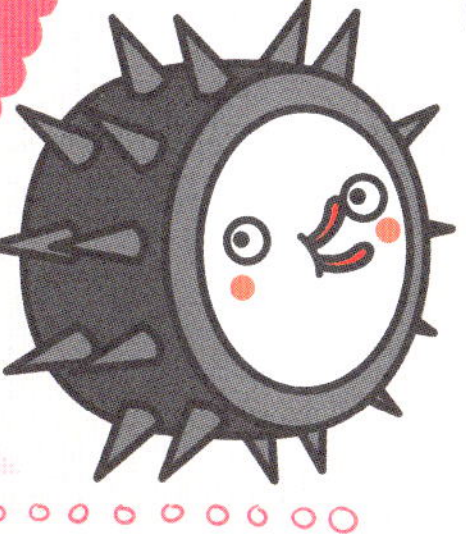

ロタウイルス感染症

ロタウイルス

ロタウイルス感染症の病原体は、車輪のような形をしているロタウイルスよ。ひどい下痢や嘔吐、発熱で、脱水症状をおこすこともあるわ。だれでもかかるけど、とくに赤ちゃんや小さなこどもがかかりやすいの。任意接種の予防ワクチンがあるみたい。

腸管出血性大腸菌感染症

O157など

こわい病気をひきおこすこともある!

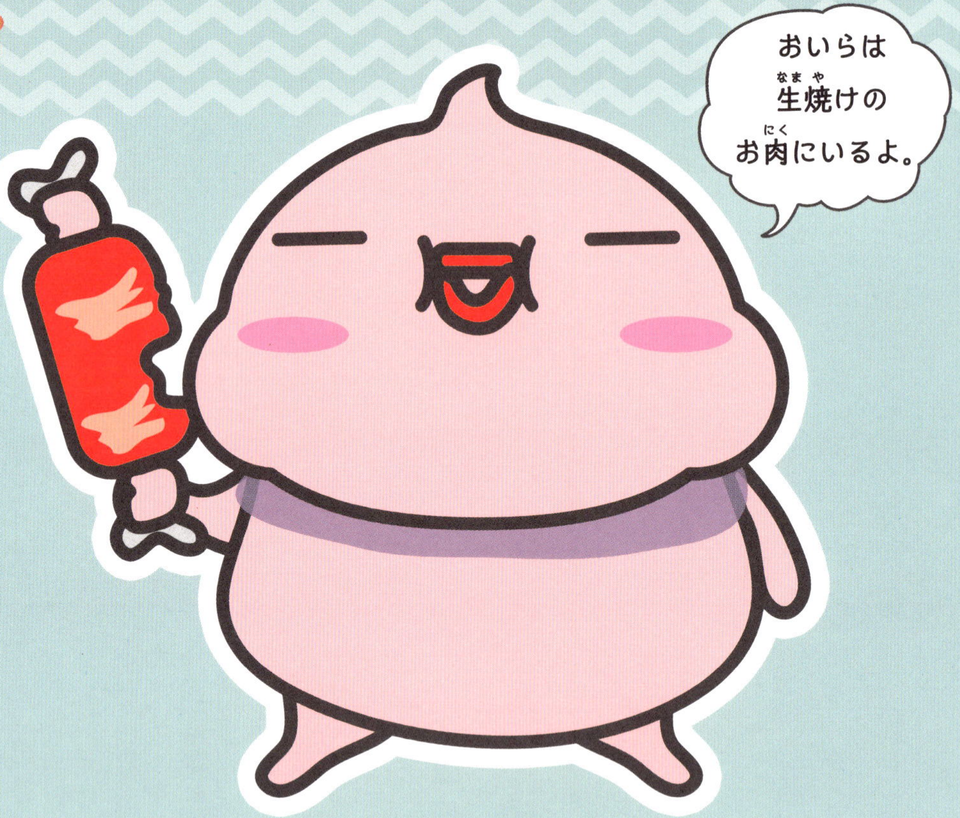

▶▶おいら、O157は人を腸管出血性大腸菌感染症にさせる大腸菌。食べものや水といっしょにからだのなかへ入りこんで、ベロ毒素をつくるよ。

▶▶腸管出血性大腸菌感染症のおもな症状は下痢や腹痛などだけど、もっとこわい病気になることもあるよ。

▶▶熱が苦手なおいらは、よく火を通した食べものにはいられないんだ。

病原体の種類

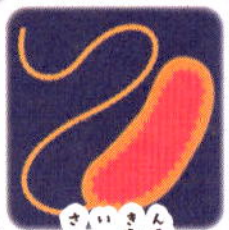

細菌

潜伏期間	3～5日（最短1～最長8日）
ワクチン	なし
危険度	💀💀💀💀（5段階中4）
おもな症状	下痢、腹痛、発熱、吐き気、血便
とくに注意したい年齢	すべての年齢層

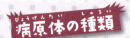

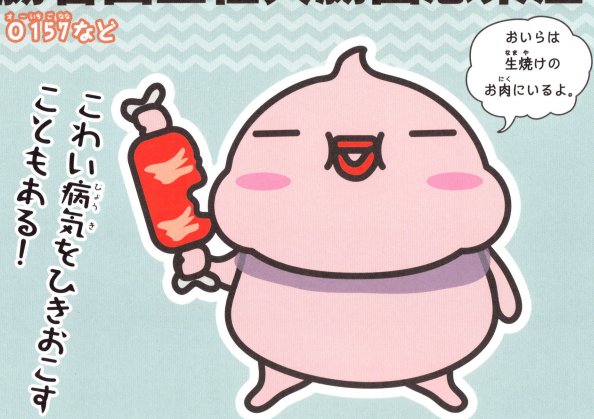

どんな病気？

おいらは大腸菌の一種だよ。人の腸のなかにはいろいろな大腸菌がいるんだけど、ほとんどは害がないんだ。だけどおいらはベロ毒素っていう毒素をつくりだして、人を病気にするこわい大腸菌だよ。

おいらは、ウシなどの家畜や人の便、それらに汚染された井戸水のなかにいて、そこから移動して人のからだのなかに入りこむんだ。感染力が強いおいらは、数が少なくても腸管出血性大腸菌感染症っていう病気をおこすことができるよ。

おいらに感染した人は激しい下痢と腹痛をおこして、血便が出ることもあるよ。さらに、溶血性尿毒症症候群っていうこわい合併症をおこすと亡くなることもあるんだよ。

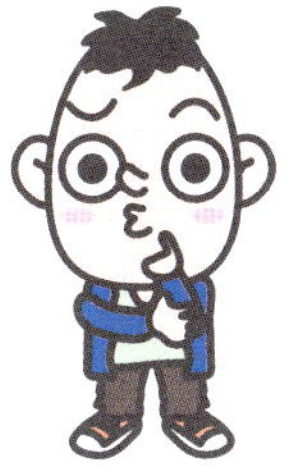

腸管出血性大腸菌感染症は、気温の高い6～10月にかけて流行する病気なんだって。

どんな予防や治療があるの？

おいらは食べものや水に混ざって、人のからだのなかに入りこむことが多いよ。たとえば、生焼けのお肉とかね。なんで生焼けかっていうと、あまり大きな声でいいたくないけど、おいらは熱が苦手だから、よく火を通したお肉などにはいられないんだ。だから逆に、きみがバーベキューなどで、焼いている途中のお肉をつまみ食いしたり、お肉を焼く用と食べる用のおはしを分けなかったりすると、おいらはみんなのからだのなかにすんなり入っていけるよ。

おいらがからだのなかに入った人は、薬を飲んで治療するみたいだよ。そのとき、自分の判断で下痢止めなどを飲んじゃうと、逆効果になる場合があるから、注意が必要なんだってさ。

食中毒をふせぐには、サラダなどを先につくって、お肉を使う料理をあとにつくることも大事みたいよ。

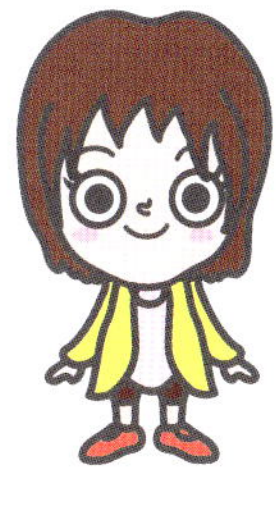

おいらの仲間

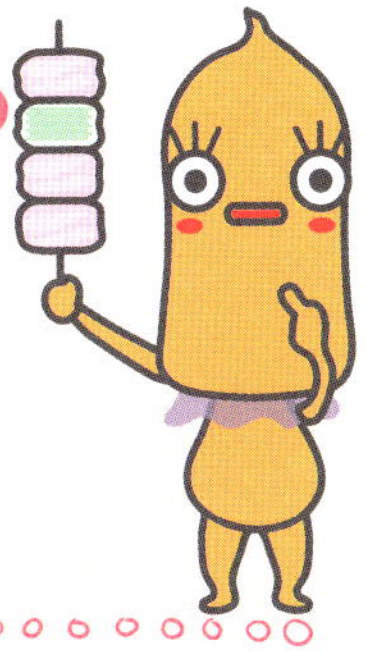

カンピロバクター感染症

カンピロバクター

カンピロバクター感染症は、下痢、腹痛、嘔吐、頭痛などの症状が出る食中毒だよ。カンピロバクターっていう細菌が、生焼けの鶏肉などから人のからだに入りこむことが原因なんだ。小さなこどもやお年寄りは重症になることもあるよ。

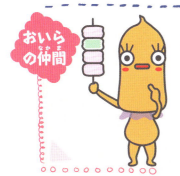

サルモネラ感染症

サルモネラ菌

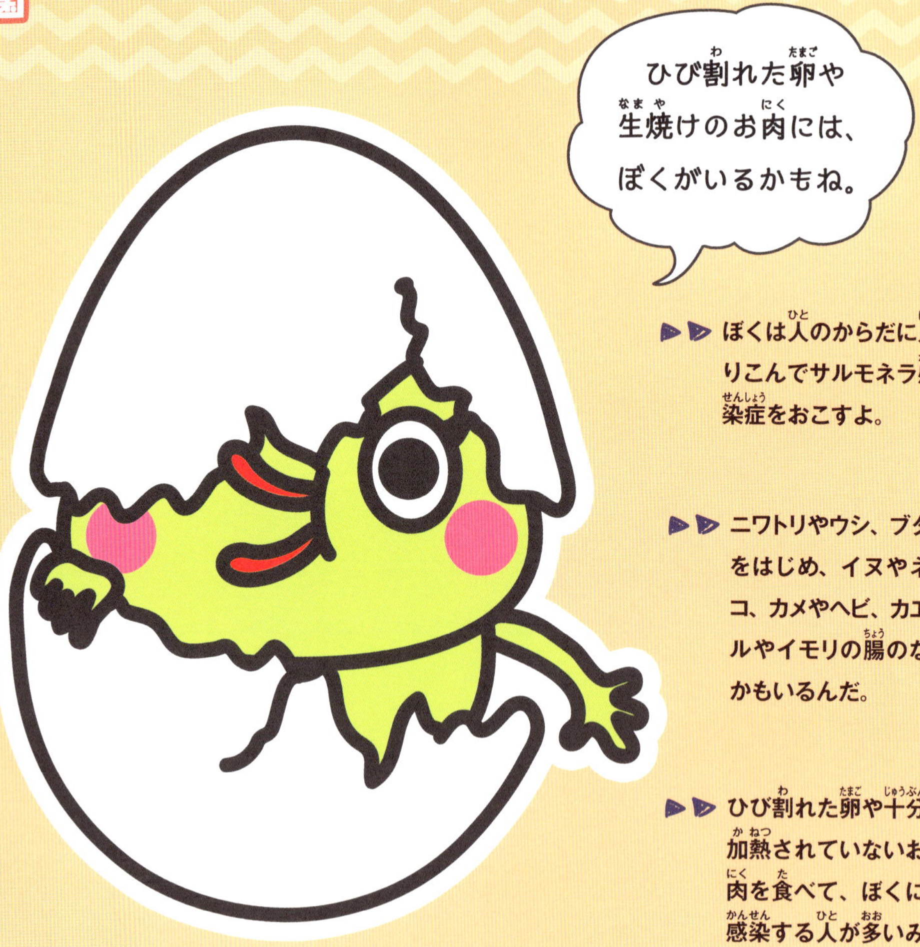

ひび割れた卵や
生焼けのお肉には、
ぼくがいるかもね。

さまざまな動物が感染源になる！

▶▶ ぼくは人のからだに入りこんでサルモネラ感染症をおこすよ。

▶▶ ニワトリやウシ、ブタをはじめ、イヌやネコ、カメやヘビ、カエルやイモリの腸のなかもいるんだ。

▶▶ ひび割れた卵や十分加熱されていないお肉を食べて、ぼくに感染する人が多いみたい。

病原体の種類

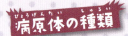

細菌

潜伏期間	12〜36時間（最短6〜最長72時間）
ワクチン	なし
危険度	●●●○○
おもな症状	発熱、嘔吐、腹痛、下痢
とくに注意したい年齢	すべての年齢層

どんな病気？

ぼく、サルモネラ菌がからだのなかに入りこむと、人はサルモネラ感染症っていう食中毒になるよ。おもな症状は、発熱、嘔吐、腹痛、下痢だけど、下痢がひどくなると脱水症状をおこすこともあるらしいんだ。あと、小さなこどもやお年寄りなどは、もっと症状が重くなることもあるみたいだよ。

ぼくは、ひび割れたニワトリの卵やお肉にいることがあるよ。ほかにも、イヌやネコなどの哺乳類、カメやヘビなどの爬虫類、カエルやイモリなどの両生類の腸のなかやからだの表面にもいるんだよね。

サルモネラ感染症は、ぼくがくっついた食べものを食べることでおきるよ。学校の給食や仕出し弁当などにまぎれて、集団食中毒をおこすこともあるんだ。

どんな予防や治療があるの？

ぼくは、ニワトリやウシ、ブタの腸のなかにいるから、ひび割れた卵や十分加熱されていないお肉を食べると、ぼくに感染しちゃうことがあるよ。でも、ぼくは熱に弱いから、お肉をよく焼かれると生きていけないんだよね。……みんなには内緒だよ！

そんな熱に弱いぼくだけど、乾燥や低温には強いんだ。だから、冷凍食品にひそんで生きのびることができるよ。それに、ぼくはいろんな動物のからだの表面にくっついて、その動物にさわった人のからだに入りこむこともできるんだ。すごいでしょ！

ぼくに対するワクチンや薬はないから、感染した人は水分をしっかりとって、下痢などで脱水症状にならないようにするしかないんだって。

ぼくの仲間

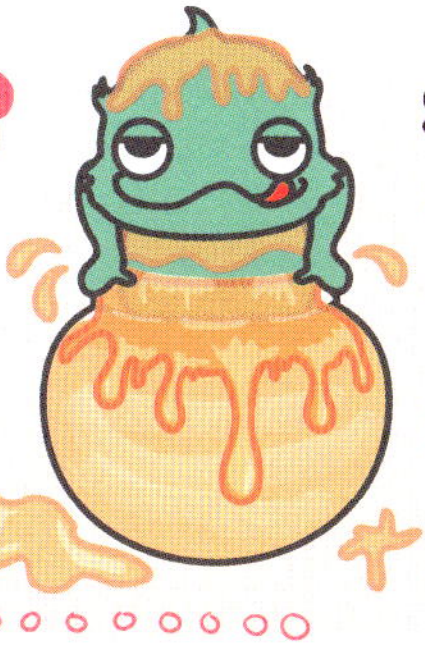

ボツリヌス症

ボツリヌス菌

ボツリヌス菌がつくる毒素によっておきるのが、ボツリヌス症だよ。ほかの食中毒に多く見られる下痢や発熱の症状は出ないんだけど、神経がまひして、ものが2重に見えたり、歩けなくなったりするんだ。びん詰やかん詰など空気の少ない食べものにいるよ。

赤ちゃんはハチミツに入っているボツリヌス菌に感染することがあるから、注意しよう。

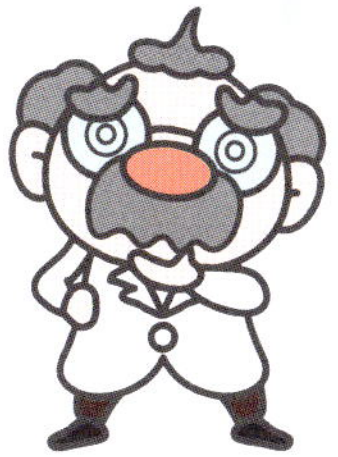

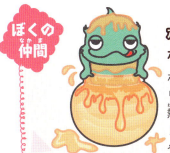

コレラ

コレラ菌

コレラはむかし、虎・狼・狸が合体した「虎狼狸」っていう妖怪のしわざだと思われていたんだって！

目がつり上がり、独特の顔つきになる！

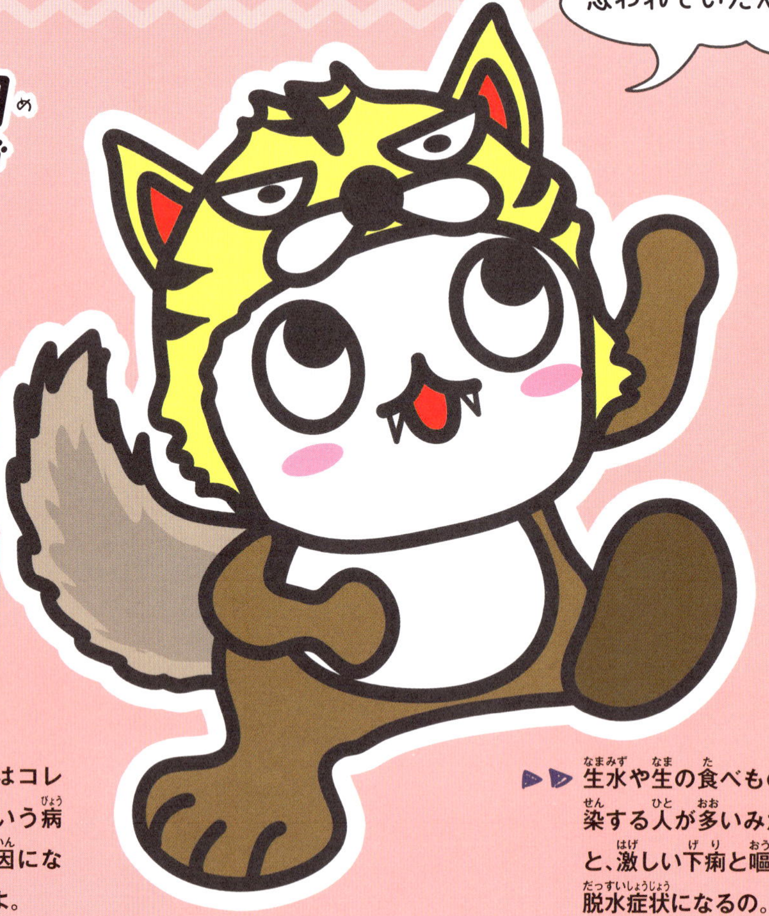

▶▶ あたしはコレラっていう病気の原因になる細菌よ。

▶▶ 生水や生の食べものからあたしに感染する人が多いみたいよ。感染すると、激しい下痢と嘔吐をくり返して、脱水症状になるの。

病原体の種類

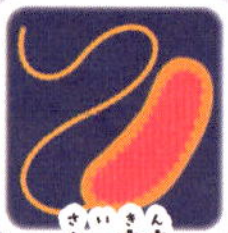
細菌

潜伏期間	1〜3日
ワクチン	コレラワクチン
危険度	💀💀💀💀 (4/5)
おもな症状	下痢、嘔吐、筋肉のけいれん、コレラ顔貌
とくに注意したい場所	アジア、アフリカ

どんな病気？

あたしの名前はコレラ菌。生水や生の食べものにまぎれて、口から人のからだのなかに入りこんで、コレラっていう病気をおこすの。あたしがおこす症状は、まず激しい下痢と嘔吐よ。重症になると、１時間に１リットル以上、お米のとぎ汁のような便が出て、脱水症状になることもあるわ。そのあと、けいれんがはじまって、コレラ顔貌になるの。コレラ顔貌っていうのは、目がつり上がって、鼻とほお骨が目立つようになることよ。

あたしはふるさとのインドから世界中に広まって、何度もコレラの大流行をおこしたの。日本ではあたしに感染する人はあまりいないけど、アジアやアフリカなどではいまでもたくさんの人に感染しているわ。

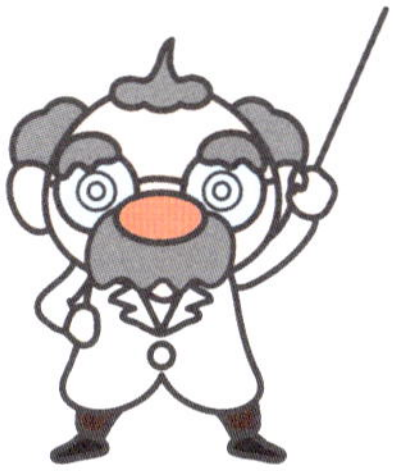

むかしはコレラにかかるとコロッと亡くなってしまうから、コロリって呼ばれたんだよ。

どんな予防や治療があるの？

清潔じゃない場所で料理された食べものや、十分に火を通されていない魚介類なんかに、あたしはよくいるわ。それに、コレラが流行している地域では、生野菜やカットフルーツ、飲みものに入っている氷にも、あたしがいることがあるのよ。どれもあたしが混ざった水が原因なの。みんな、水にはあんまり気をつけないのかしら？

コレラにかかると、人間はあたしをやっつける薬を使って治療するらしいわ。あと、脱水症状をなおすために、スポーツ飲料や経口補水液を飲ませたり、下痢が激しい場合は点滴をしたりするんだって。

むかしはたくさんの死亡者を出したあたしだけど、最近の人間って、けっこう手強いのよね。

あたしの仲間

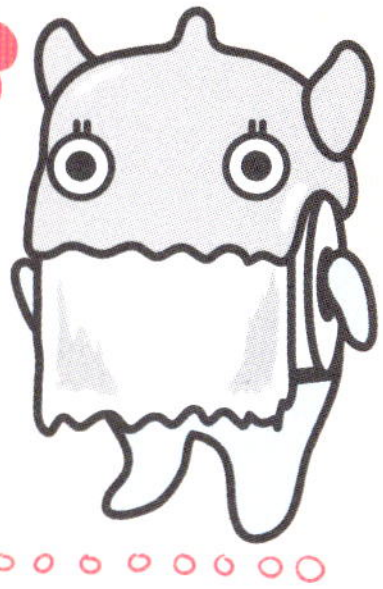

細菌性赤痢

赤痢菌

赤痢菌は、あたしと同じでおもに食べものなどから感染するわ。ほかにも、感染した人の便といっしょに出てきて、その人がふれたドアノブやタオルにほかの人がさわってうつることもあるの。細菌性赤痢のおもな症状は、急な発熱と激しい下痢よ。

コレラも細菌性赤痢も、脱水症状にならないように水分を補うことが重要らしいよ。

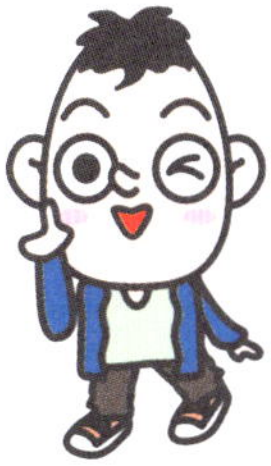

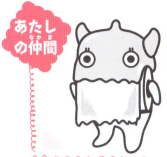

おもに動物や昆虫からうつる感染症

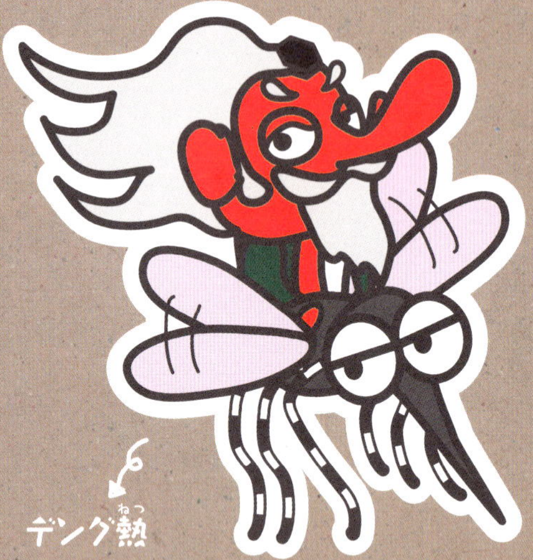

デング熱
デングウイルス

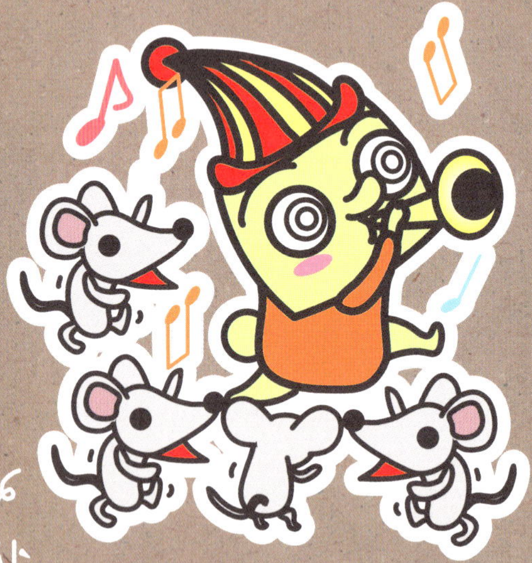

ペスト
ペスト菌

ぼくたち、動物や昆虫からうつる感染症の病原体は、感染した蚊、ダニ、イヌ、ネズミ、鳥などのからだのなかにいるよ。それらの動物や昆虫がぼくたちをあちこちに運んで、人に感染するのを手伝ってくれているんだ。

デング熱やマラリアのように、蚊によっておきる病気はいろいろあるよ。ぼくたちを運んでくれる蚊は熱帯や亜熱帯で生きているんだけど、地球温暖化で気温が少しずつ高くなっている日本にも、これから増えてくるんじゃないかって、ぼくたちは期待しているんだ。

ほかにも、重症熱性血小板減少症候群の病原体は、マダニにくっついて移動しているよ。狂

鳥インフルエンザ
H5N1型鳥インフルエンザウイルスなど

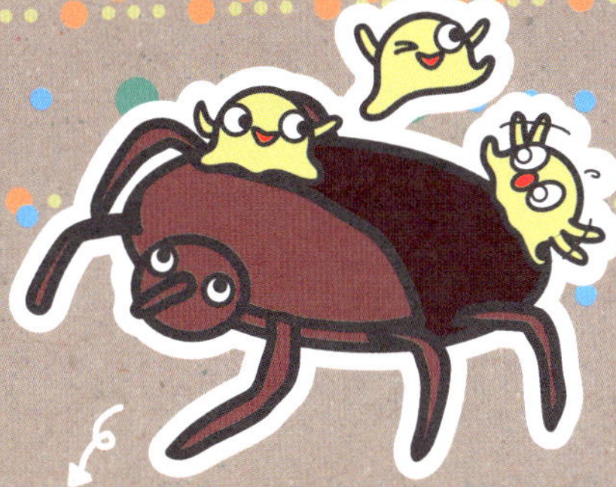

重症熱性血小板減少症候群
重症熱性血小板減少症候群ウイルス

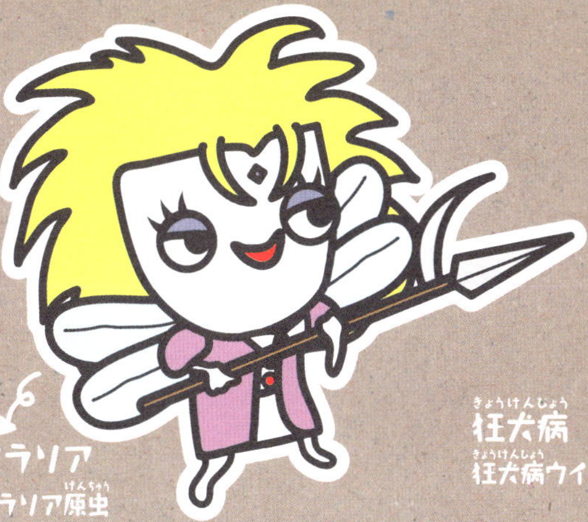

マラリア
マラリア原虫

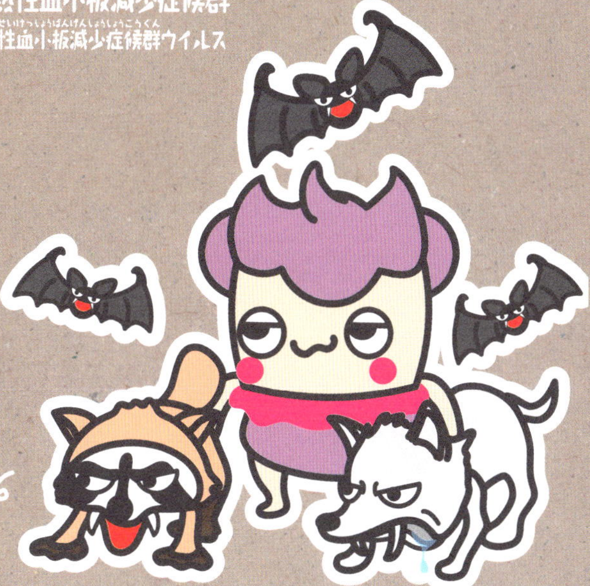

狂犬病
狂犬病ウイルス

犬病はイヌをはじめ、ネコやコウモリが感染を広めている病気だし、ペストのように、ネズミやノミが人に感染するのを手伝ってくれる病気もあるんだ。空を飛んで国境を越えてやってきた鳥インフルエンザも、原因となるウイルスは渡り鳥が運んでくれているよ。

動物や昆虫がいないと人に感染できないぼくたちは、夏の暑いときに長そで・長ズボンで外を歩く人、虫除けスプレーや殺虫剤を持ち歩く人、せっかく外国に行ったのにイヌやその土地のめずらしい動物とふれ合わない人は、みーんな大きらい！　だって、そんな人たちには、近づきたくても近づけないからね。

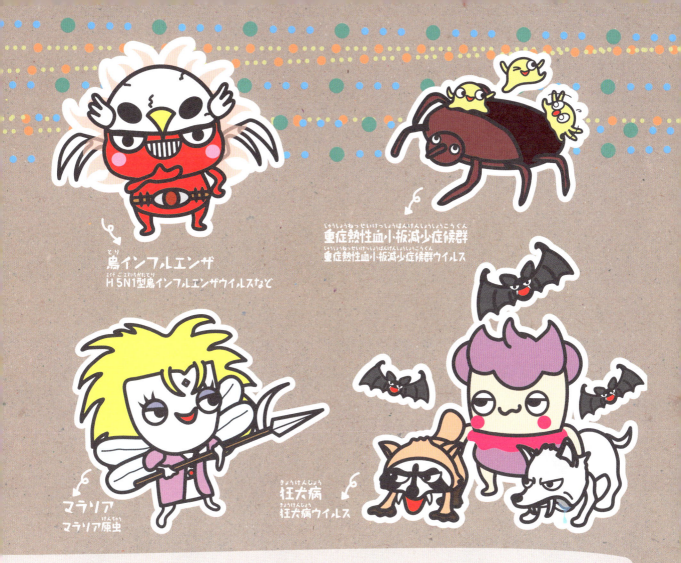

デング熱

テングウイルス

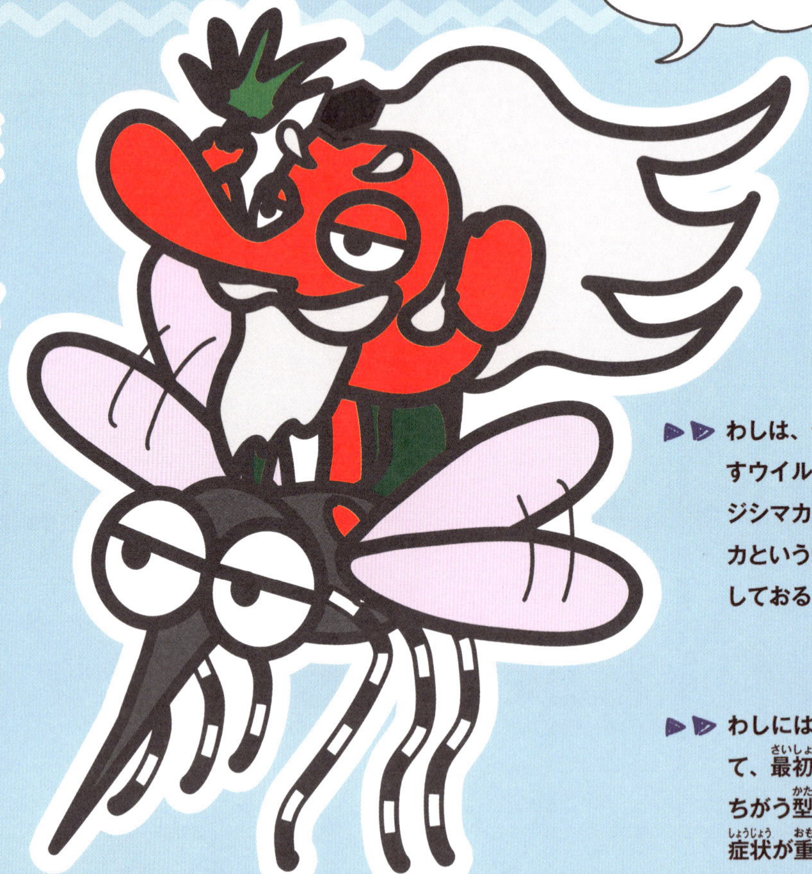

見ためは「テング」じゃが、
わしの名前は「デング」
ウイルスじゃ。

もはや海外からやってくる感染症ではない！

▶▶ わしは、デング熱をおこすウイルスじゃ。ヒトスジシマカやネッタイシマカという蚊に乗って移動しておるよ。

▶▶ わしには4つの型があって、最初に感染したのとちがう型に感染すると、症状が重くなりやすいようじゃのう。

病原体の種類

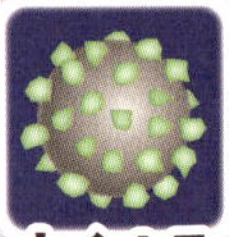

ウイルス

潜伏期間	3～7日
ワクチン	なし
危険度	💀💀💀💀（5段階中4）
おもな症状	発熱、頭痛、目の奥の痛み、筋肉痛、関節痛、発疹
とくに注意したい場所	東南アジア、中南部アフリカ

どんな病気？

わし、デングウイルスはヒトスジシマカやネッタイシマカという蚊に乗って移動しておる。わしがひそんでいる蚊に刺されると、人はデング熱に感染するんじゃよ。発症すると、急に熱が出て、そのあと頭痛、筋肉痛、関節痛をおこすほか、発疹が出るんじゃ。

わしはもともと日本にはおらんのじゃが、わしを運んでくれるヒトスジシマカは日本にもおるよ。だから、海外でわしに感染した人が日本に帰ってくると、わしはヒトスジシマカに乗って日本でも広まることができるんじゃ。じっさい2014年にわしに感染した人が日本で見つかって問題になったのう。

じつはわしには４つの型があるんじゃよ。最初に感染した型とちがう型に感染すると、重症になりやすいようじゃ。

どんな予防や治療があるの？

わしは、蚊取り線香がきらいじゃ。虫除けスプレーも苦手じゃな。あとは、暑いさかりに、長そで・長ズボンを着ている人間も好かんのう。なぜって、そんなふうにされたら、蚊が人間の血を吸えんではないか。そうなってくると、さすがにこのわしだって人間に感染しようがないじゃろう。

まあ、わしに対するワクチンも薬もいまのところないから、蚊に刺されないように人間も必死なんじゃろうが……。

わしが人のからだに入って発症しても、点滴などの治療を受けていると、１週間ぐらいで回復する場合が多いようじゃ。しかし、２回目以降の感染などで症状が悪化すると、デング出血熱になって亡くなることもあるんじゃよ。

デングウイルスも日本脳炎ウイルスも、人から人に感染することはないよ。

わしの仲間

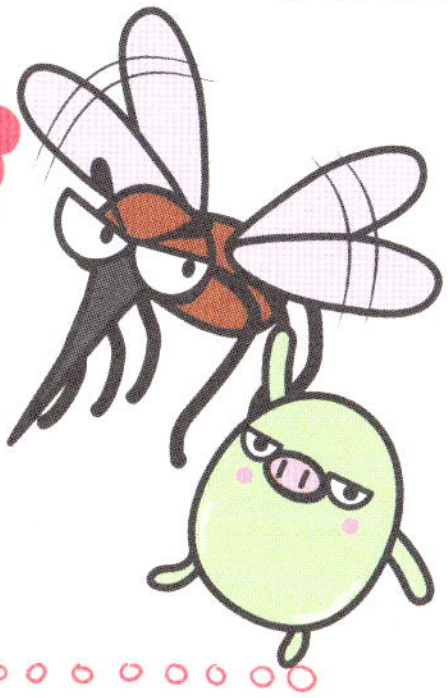

日本脳炎

日本脳炎ウイルス

日本脳炎は、ブタのからだなかで増え、コガタアカイエカなどの蚊に運ばれる日本脳炎ウイルスがおこす病気じゃ。高熱を出し、精神障害などの後遺症が残ることもあるのう。ワクチンはあるんじゃが、日本脳炎にかかると２〜４割の確率で亡くなるんじゃ。

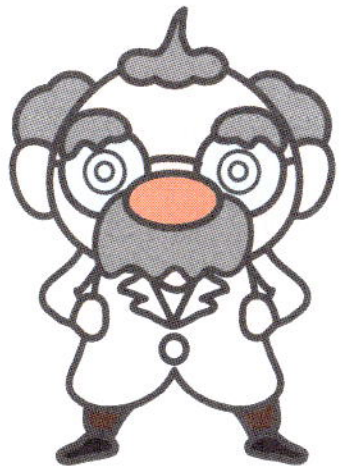

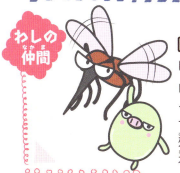

重症熱性血小板減少症候群(SFTS)

重症熱性血小板減少症候群ウイルス(SFTSウイルス)

新しいマダニが運ぶ感染症！

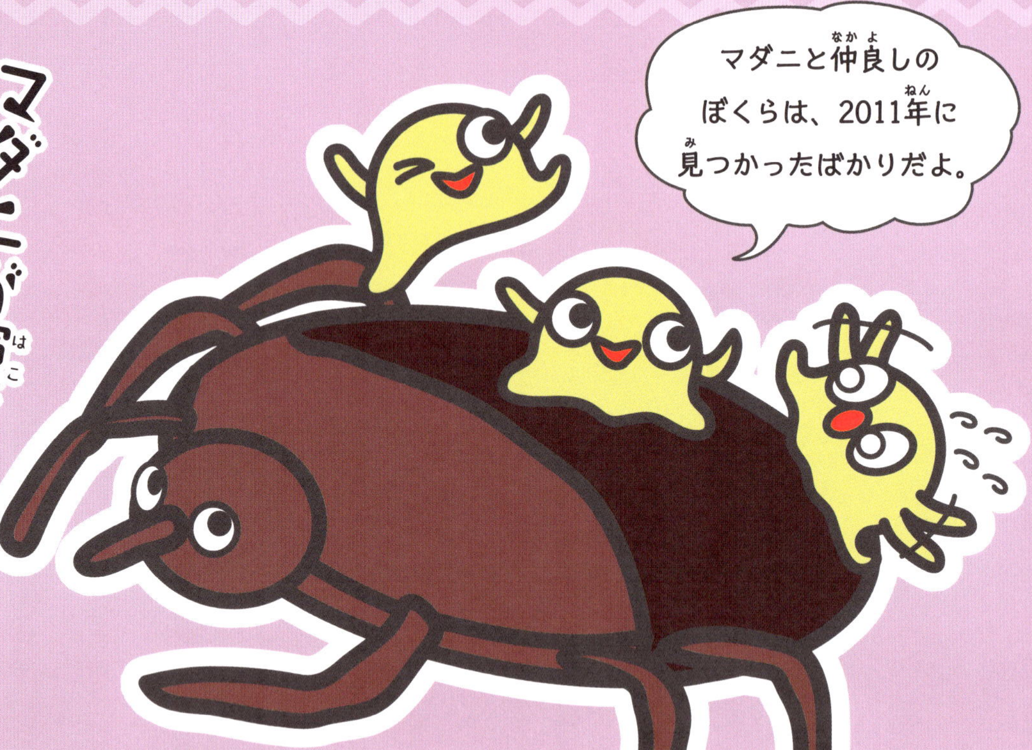
マダニと仲良しのぼくらは、2011年に見つかったばかりだよ。

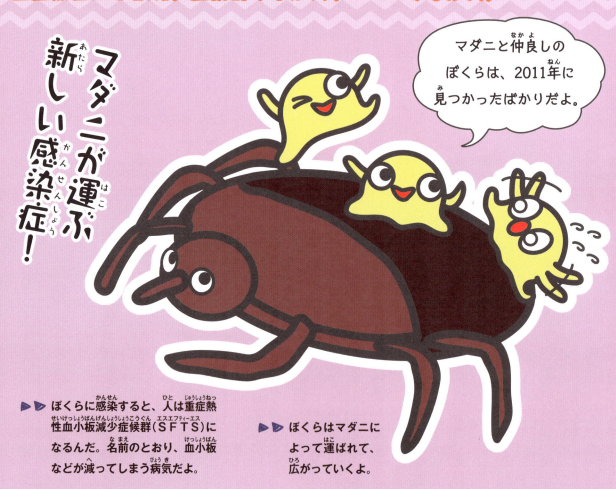

▶▶ ぼくらに感染すると、人は重症熱性血小板減少症候群(SFTS)になるんだ。名前のとおり、血小板などが減ってしまう病気だよ。

▶▶ ぼくらはマダニによって運ばれて、広がっていくよ。

病原体の種類

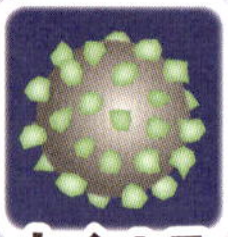
ウイルス

潜伏期間	6～14日
ワクチン	なし
危険度	●●●●○
おもな症状	発熱、食欲低下、吐き気、嘔吐、下痢、腹痛
とくに注意したい場所	中国、日本

どんな病気？

ぼくらは、2011年に中国ではじめて見つかったウイルスだよ。日本では、2012年にはじめて感染した人が発見されたんだ。

マダニにくっついていろんな場所に運んでもらっているぼくら。ぼくらがいるマダニにかまれると、傷口の血を止める血小板や、免疫に関わる白血球が減少する病気になるんだ。発熱、食欲低下、嘔吐、下痢などの症状が出て、意識に障害が出たり出血したりすることもあるよ。とくに、お年寄りがかかると亡くなる危険性も高いんだ。

すべてのマダニにぼくらがいるわけじゃないよ。日本ではフタトゲチマダニやタカサゴキララマダニなど、春から秋にかけて活発に活動するマダニにいるよ。だから、ぼくらもその時期に人に感染することが多いんだ。

どんな予防や治療があるの？

草原や野山など草のしげった場所に、ぼくらがくっついたマダニはいるよ。ぼくらはマダニが人間にかみつくのを待っているんだ。でも、虫除けスプレーをして、手足がかくれる格好をしてる人なんかには、マダニもなかなかかみつけないみたい。そんなときはぼくらもがっかりなんだ。

ついでに教えてあげるけど、皮膚にかみついたマダニを見つけたら、皮膚科に行ったほうがいいよ。無理にマダニを引き抜こうとすると、口の部分が皮膚に残っちゃうことがあるんだって。どうしても病院に行けない場合は、マダニにワセリンをぬって息ができないようにしてからピンセットで取るらしいよ。

おっと！　しゃべりすぎだって、マダニに怒られちゃった！

ぼくらの仲間

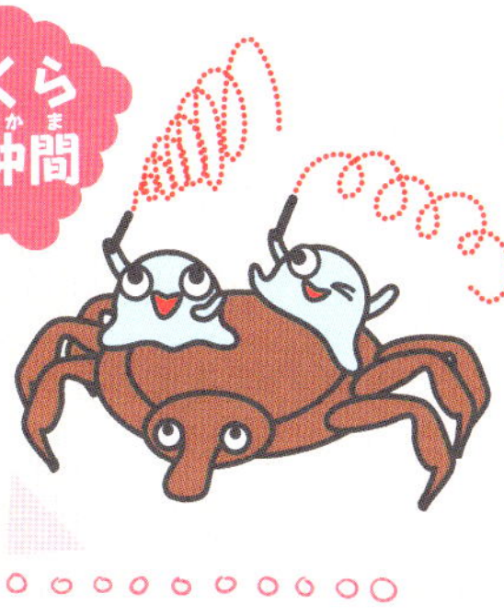

日本紅斑熱

日本紅斑熱リケッチア

日本紅斑熱リケッチアは日本紅斑熱の原因になる細菌だよ。ぼくらと同じようにマダニにくっついていて、マダニが人をかむことで感染するんだ。高熱が出るのと同時に、手足に赤い発疹ができるみたいだよ。日本では、キチマダニやフタトゲチマダニなどにいるよ。

どのマダニがどんな病原体を運ぶのか、じつはまだよくわかっていないらしいわ。

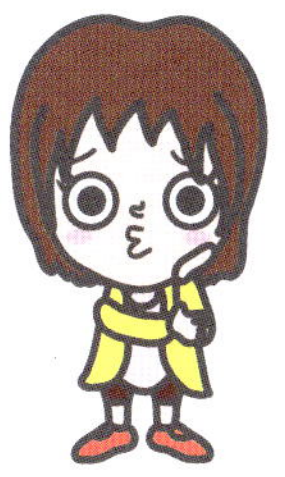

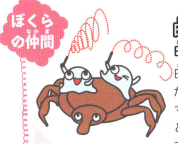

狂犬病

狂犬病ウイルス

わたしに感染して狂犬病になると、ほぼ100パーセント亡くなるらしいわ。

イヌ以外の動物からも感染する！

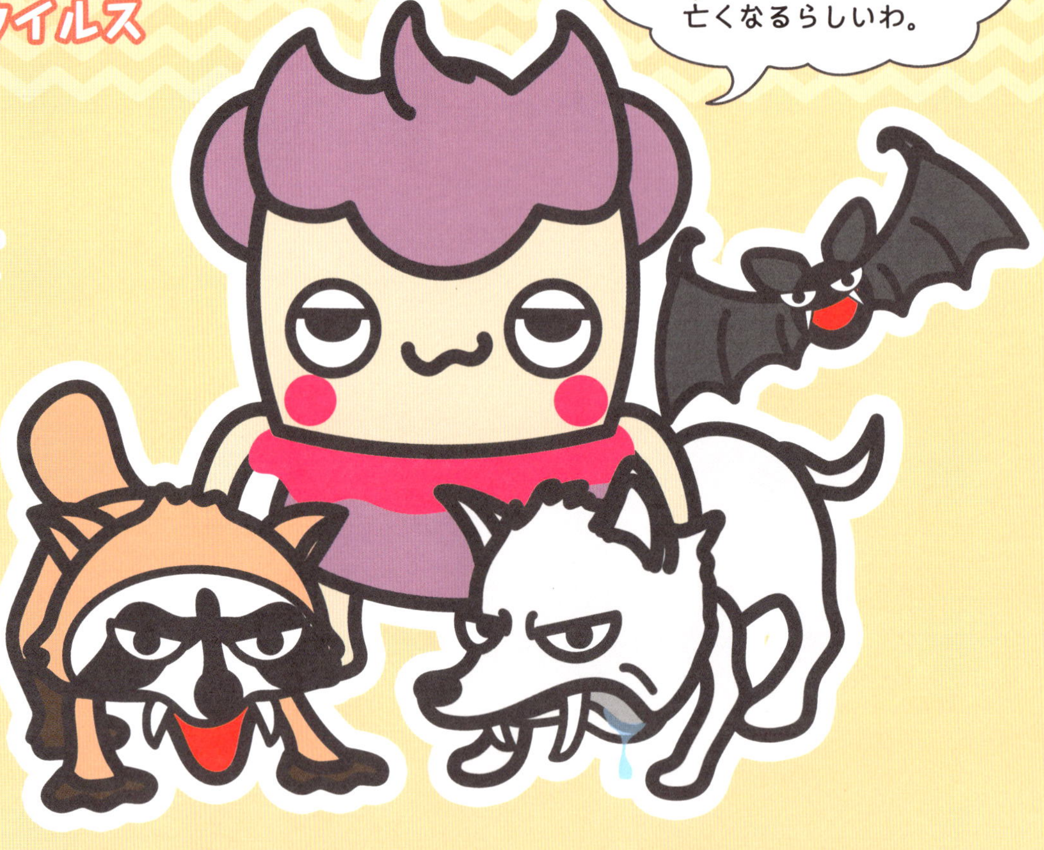

▶▶ わたしは、狂犬病っていうとてもこわい病気をおこすウイルスよ。わたしに感染したイヌなどの動物にかまれたり、引っかかれたりすることで、人間にも感染するわ。

▶▶ 狂犬病になると、水や風をこわがるようになるという特徴的な症状が出るのよ。もちろん人間もね。

病原体の種類

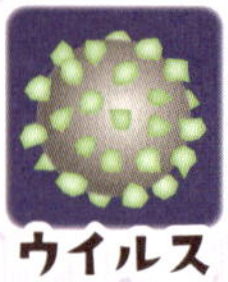

ウイルス

潜伏期間	1～2か月
ワクチン	狂犬病ワクチン
危険度	☠☠☠☠☠
おもな症状	頭痛、発熱、恐水症、恐風症、幻覚、過剰な唾液・涙・汗、全身まひ、呼吸不全
とくに注意したい場所	日本・オーストラリア・イギリス・北欧以外の国ぐに

どんな病気？

わたしは狂犬病ウイルス。日本にはいまはいないけど、海外にはよくいるのよ。狂犬病って名前を聞いてイヌの病気だと思うかもしれないけど、わたしはネコやアライグマ、コウモリなど、いろいろな動物に感染するわ。もちろん人間にもね。わたしに感染した動物にかまれたり、引っかかれたりしてできた傷口から、人間のからだに入りこむのよ。

狂犬病の症状は、水がこわくて飲めない、風にあたるのがこわいという特徴的なものなの。幻覚を見たり、よだれをたらして人にかもうとしたりすることもあるわ。

いっとくけど、わたしが感染して発症してしまうと、ほとんど助からないわ。狂犬病って、じつはとてもこわい病気なのよ。

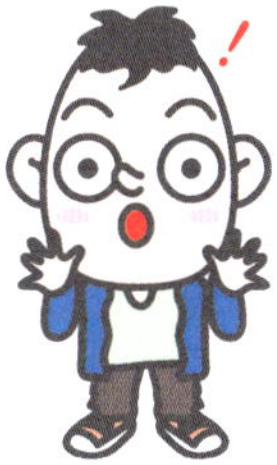

狂犬病に感染したイヌは口から泡を出すようになって、この泡にもウイルスがいるんだって！

どんな予防や治療があるの？

わたしは動物が大好きよ。イヌだけじゃなくて、キツネやオオカミ、ネコやアライグマ、コウモリも、わたしを運んでくれるからね。

でも、日本には最近いづらくなっちゃったわ。だって、日本ではペットとして飼っているイヌの登録と予防注射が法律で義務づけられているし、野犬なども捕まえるようになっているからね。でも大丈夫よ。海外では、まだまだわたしがいられる地域もたくさんあるからね。わたしがいる地域では、動物にかまれないように注意することね。

狂犬病になったら、ほとんどの人が亡くなることになるわ。できることといえば、海外に行く前や狂犬病の疑いのある動物にかまれたとき、できるだけ早く狂犬病ワクチンを接種することくらいよ。

知りたい！感染症

日本での狂犬病の歴史

日本では、江戸時代に狂犬病の大流行があったっていう記録があるそうよ。その後1950年につくられた狂犬病予防法によって、イヌの登録、予防注射が行われるようになって、1957年以降は国内での狂犬病の発生はなくなったわ。だけど、海外では発生していて、1970年にネパールで、2006年にフィリピンで、それぞれイヌにかまれた日本人が狂犬病にかかって亡くなった例があるのよ。

マラリア

マラリア原虫

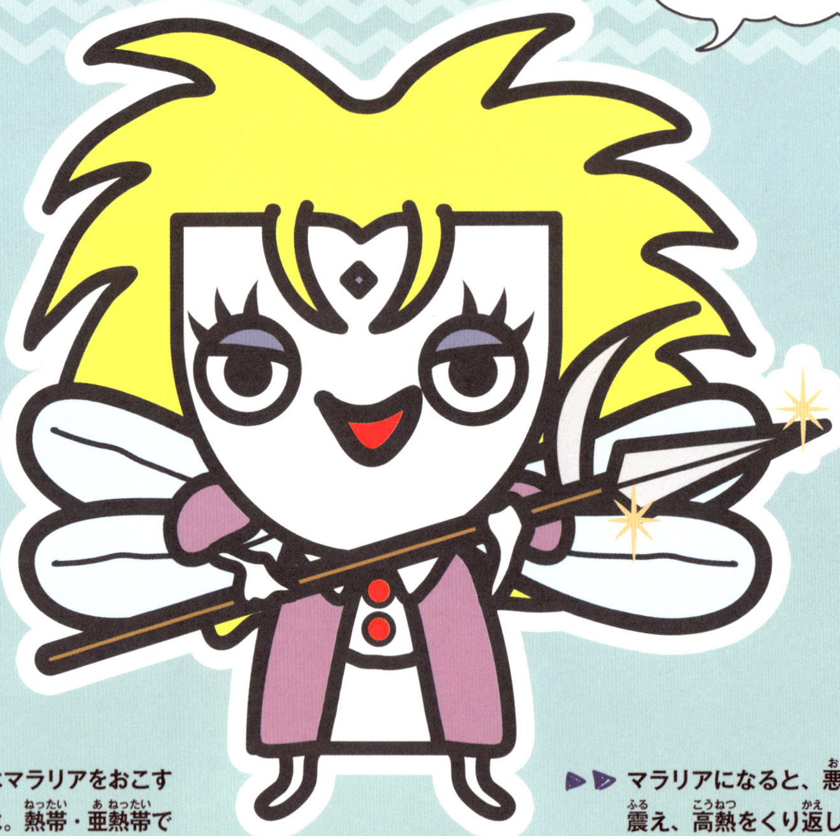

世界で年間2億人近く感染している！

▶▶ あたいはマラリアをおこす原虫だよ。熱帯・亜熱帯で生きているハマダラカなどの蚊が、あたいをあちこちに運んでくれるのさ。

▶▶ マラリアになると、悪寒、震え、高熱をくり返して、亡くなることも多いんだよ。とくに、熱帯熱マラリアは危険みたいだね。

病原体の種類

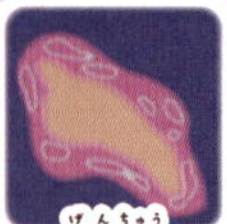

原虫

潜伏期間	10〜15日（熱帯熱マラリア） 2週間〜数か月（その他のマラリア）	おもな症状	悪寒、震え、高熱
ワクチン	なし		
危険度	☠☠☠☠	とくに注意したい場所	熱帯・亜熱帯地域

どんな病気？

あたいはマラリア原虫。細菌やウイルスじゃなくて、原虫っていう微生物なのさ。熱帯・亜熱帯にいるハマダラカなどの蚊のなかにいるよ。あたいのいる蚊に刺された人だけ感染するから、人から人には感染しないよ。

あたいがおこすマラリアの症状は特徴的だよ。悪寒、震え、高熱のあとに、症状がいったん消えるんだけど、またこの症状をくり返すのさ。症状が重くなると、意識に障害が出たり、血液の循環ができなくなったりして、亡くなることも多いんだよ。アフリカを中心に、世界で年間２億人近くの人が感染しているといわれているのさ。

ちなみに、マラリアには４つのタイプがあるんだけど、そのなかでも熱帯熱マラリアが重症になりやすいみたいだね。

どんな予防や治療があるの？

マラリアはこわい病気だから、蚊に刺されないように必死になるのも無理ないけど、あんたたち人間がやることは、あたいのきらいなことばっかりさ。

まず、蚊帳とか殺虫剤とか、蚊を遠ざけようとするものは、みんなきらいだよ。それから、あたいは肌をかくすファッションなんて好きじゃないね。だって、あたいを運んでくれる蚊があんたたちを刺せないじゃないか。

あたいが流行している地域に行くとき、マラリアを治療する薬を持っていく人もいるわね。でも、あたいは薬が効かないこともあるし、薬によっては副作用をおこすこともあるらしいから、ちゃんとお医者さんに相談してみたら？

マラリアは早期治療が大事！　感染したらできるだけ早くお医者さんに行くんだよ。

あたいの仲間

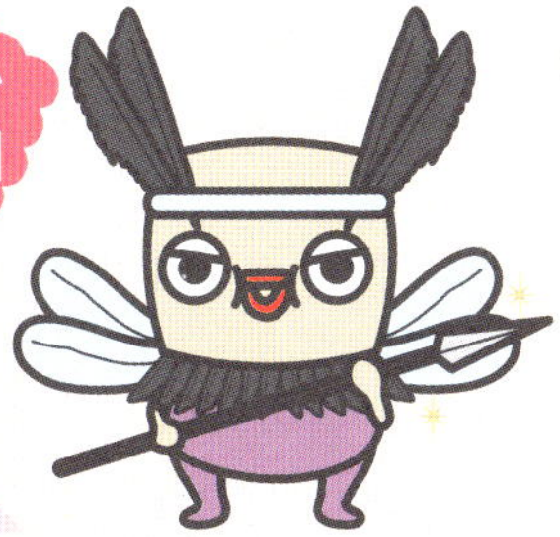

ウエストナイル熱

ウエストナイルウイルス

ウエストナイルウイルスはカラスなどの野鳥にいて、その血を吸った蚊が人を刺すことでウエストナイル熱をおこすのさ。発熱、頭痛、筋肉痛などの症状が出るんだよ。日本でこのウイルスをもった蚊は見つかっていないけど、アメリカから帰国した人が感染していたことがあるわ。

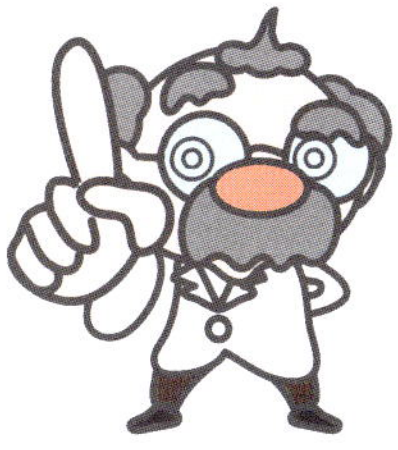

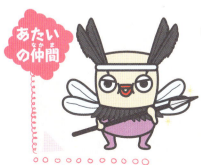

ペスト

ペスト菌

ぼくがおこすペストは
むかし黒死病とおそれられて
いたんだ。

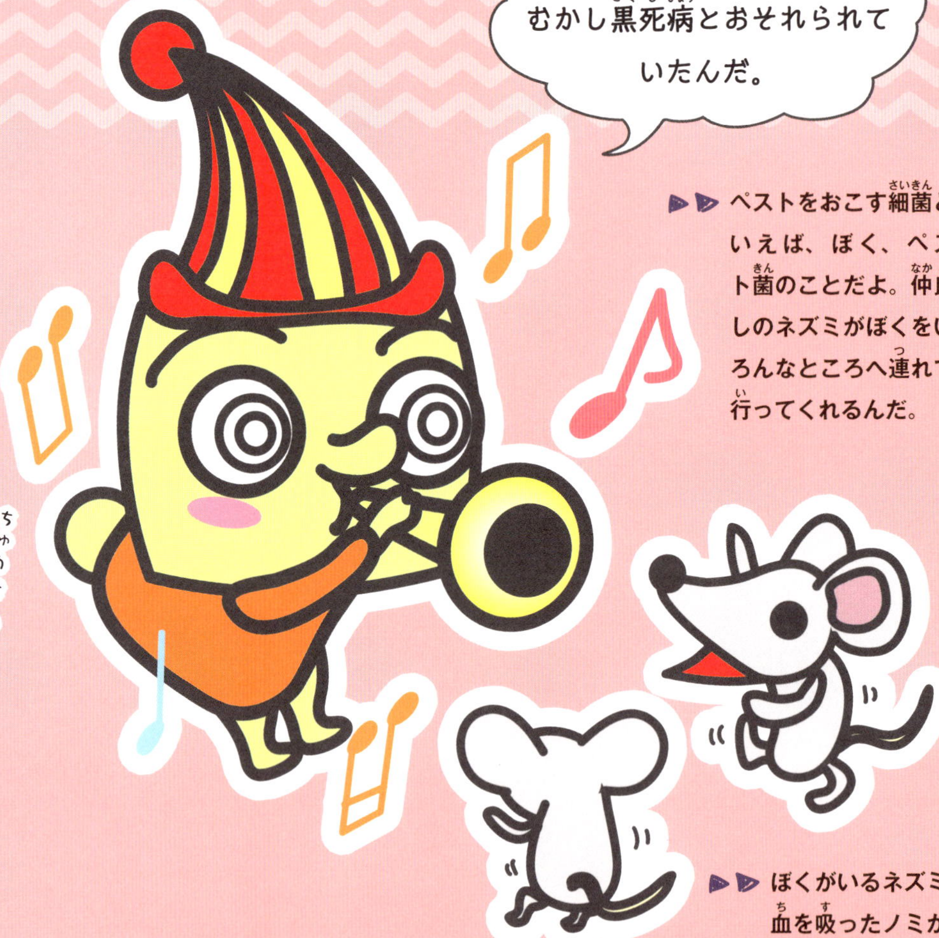

中世ヨーロッパで
大流行した！

▶▶ ペストをおこす細菌といえば、ぼく、ペスト菌のことだよ。仲良しのネズミがぼくをいろんなところへ連れて行ってくれるんだ。

▶▶ ぼくがいるネズミの血を吸ったノミが、人を刺すことで感染するよ。

病原体の種類

細菌

潜伏期間	2～6日
ワクチン	ペストワクチン
危険度	💀💀💀💀💀
おもな症状	高熱、頭痛、悪寒、リンパ腺のはれ・痛み
とくに注意したい場所	アフリカ、東南アジア、中国、北南米

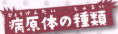

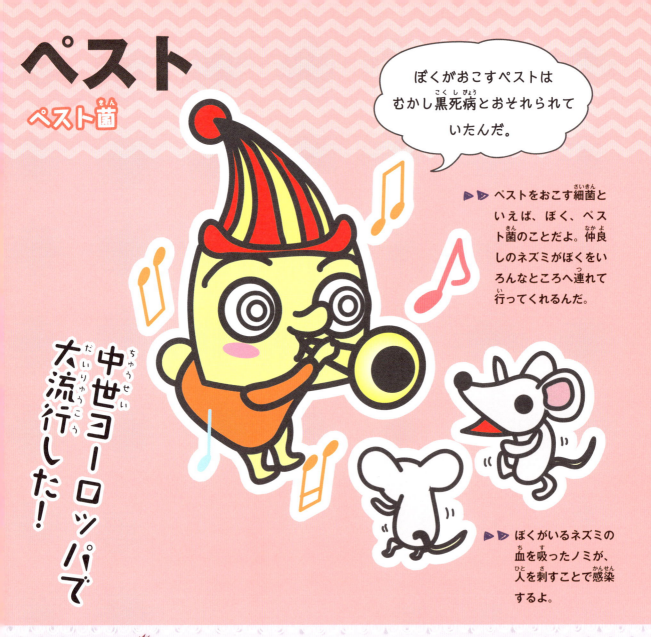

どんな病気？

ぼくはもともと、ネズミなどに感染する細菌だったんだ。だけど、ぼくに感染したネズミの血を吸ったノミが、今度は人を刺すことによって、人のからだにも入りこむようになったってわけ。

ぼくに感染すると高熱が出て、悪寒や頭痛がおきるんだ。それから、からだのあちこちにあるリンパ腺がはれて痛くなるよ。きちんと治療しないと亡くなることもあるんだ。

ぼくはむかしからいて、中世ヨーロッパではペストの大流行がおきて、数千万人が亡くなったんだ。ペストになると、皮膚のなかで出血をおこして黒っぽいムラサキ色になるから、黒死病って呼ばれて、とてもおそれられていたんだよ。

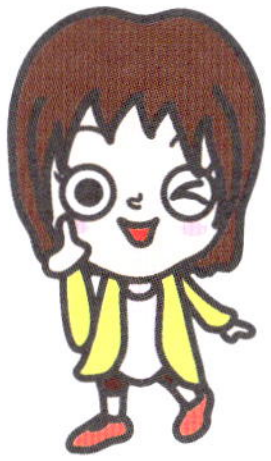

ペストには３種類あって、ここで紹介しているのは、腺ペストって呼ばれるそうよ。

どんな予防や治療があるの？

ネズミはぼくを運んでくれる大事な友だちだよ。むかしは衛生状態がわるくて人が住む場所にもネズミがたくさんいたから、ぼくも大流行することができたけど、いまではその機会がずいぶん減っちゃったんだ。たくさんのネズミといっしょに歌ったり踊ったりしたころがなつかしいよ……。

それに医学の進歩も、ぼくの活躍の場が減った原因だよ。ペストを治療する薬ができちゃって、感染してもなるべく早く治療することで、亡くなる可能性が低くなったんだ。

でも、世界にはまだまだぼくがいる地域もあるんだ。だからもし海外に行くときは、その地域にぼくがいないかどうかをよく確認しておくことだね。

「ハーメルンの笛吹き男」のお話は、ペストの流行と関係あるらしいよ！

ぼくの仲間

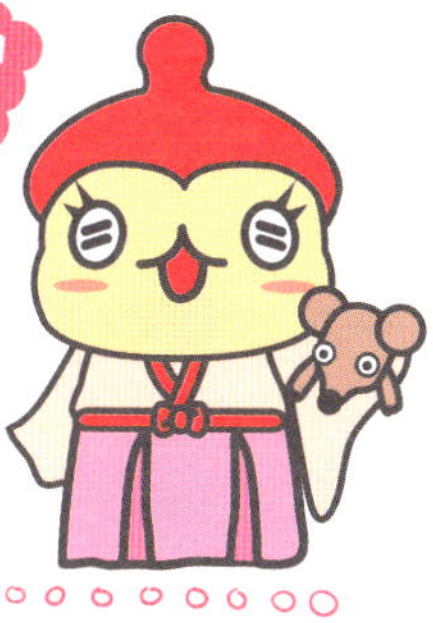

ハンタウイルス感染症

ハンタウイルス

ハンタウイルスは、ぼくと同じようにネズミに運ばれるウイルスで、韓国にあるハンタ川がその名前の由来なんだ。ハンタウイルスがおこすハンタウイルス感染症には、腎臓に重い障害をおこす腎症候性出血熱と、肺に重い障害をおこす肺症候群の２種類があるよ。

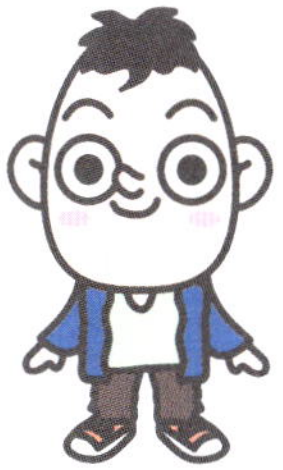

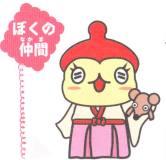

鳥インフルエンザ

H5N1型鳥インフルエンザウイルスなど

人間たちはおれが新型インフルエンザウイルスにならないか心配しているのさ！

人にも感染する鳥のインフルエンザ！

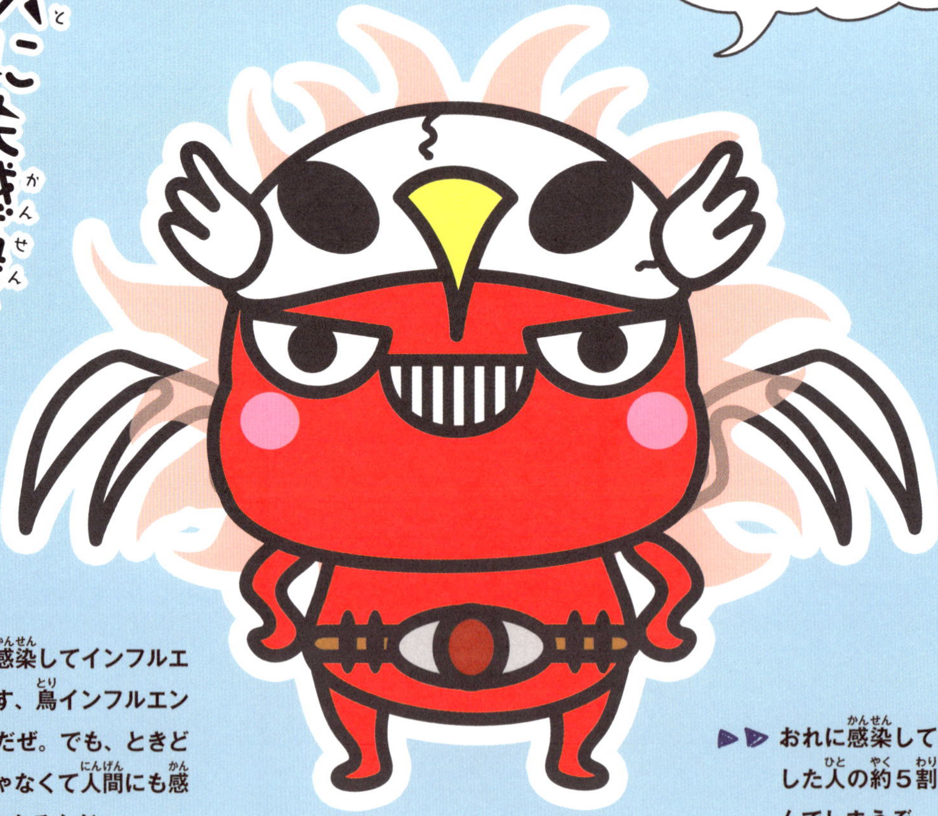

▶▶ おれは鳥に感染してインフルエンザをおこす、鳥インフルエンザウイルスだぜ。でも、ときどき鳥だけじゃなくて人間にも感染するようになるんだ。

▶▶ おれに感染して発症した人の約５割は死んでしまうぞ。

病原体の種類

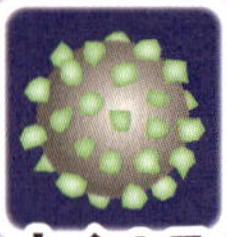

ウイルス

潜伏期間	2～7日
ワクチン	プレパンデミックワクチン
危険度	☠☠☠☠☠
おもな症状	発熱、せき、筋肉痛、下痢、肺炎、多臓器不全
とくに注意したい年齢	10～20代

どんな病気？

　おれは名前のとおり、鳥に感染するインフルエンザウイルスの一種だ。おれに感染したニワトリは確実に死んでしまうのさ。ニワトリの話なんて自分には関係ないって思っているやつはだれだ？　インフルエンザウイルスは変身が得意だってこと、忘れたのか？　おれはときどき変身して、鳥から人間にも感染するようになるんだ！　これまでも東南アジアやアフリカを中心に、人間のからだに入りこんできたんだぜ。おれに感染して発症した人の約５割は死んでしまうぞ。とくに10～20代の人は重症になることが多いのさ。

　いまのところ、おれは人から人にはうつらないが、おれが変身して人から人にうつる新型インフルエンザになったら、この世界はたいへんなことになるだろうな！

どんな予防や治療があるの？

　おれは渡り鳥などの野鳥に運んでもらっているから、空港や港でおれが入ってこないように見張っていても意味ないぜ。

　ニワトリにおれが感染すると、人間に感染する前に、感染したニワトリを処分しているらしいな。それに、おれが変身して新型インフルエンザになってしまったときに備えて、ワクチンをためているらしいじゃないか。まあ、せいぜい、おれが人間のからだに入りこまないように気をつけるんだな。

　おせっかいかもしれないが、忠告しておいてやろう。まず、感染した鳥の死骸や排泄物にふれないのは当然だ。あとは、旅行などでおれが流行している地域へ行くときは、野鳥にもペットの鳥にも近づかないでおいたほうが安全だぜ。

知りたい！感染症

そのほかの鳥インフルエンザウイルス

鳥インフルエンザウイルスには、H5N1型のほかにH7N9型もいるぜ。H7N9型はH5N1型より亡くなる可能性は低いが、中国を中心に多くの人に感染しているんだ。人の体温に合わせるなど、人への感染力を高めてきているといわれているのさ。

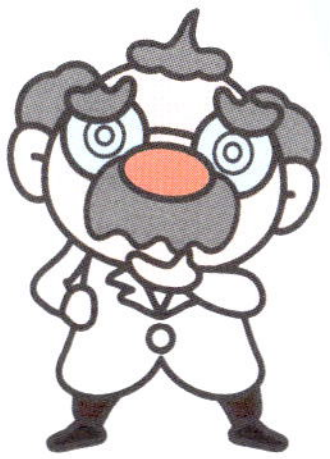

人から人にうつるようになってしまうことを考えるととっても心配だね。

感染症キャラクターリスト

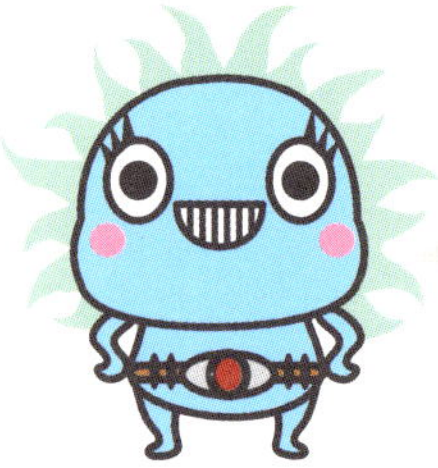

インフルエンザ

インフルエンザウイルス

▷毎年のように、冬になると流行する。

→p.14

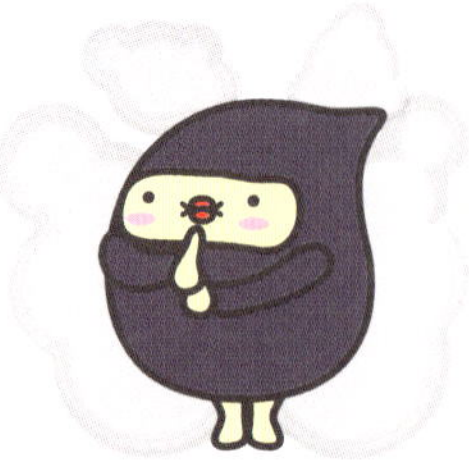

RSウイルス感染症

RSウイルス

▷同じ人が何度も発症することがある。

→p.22

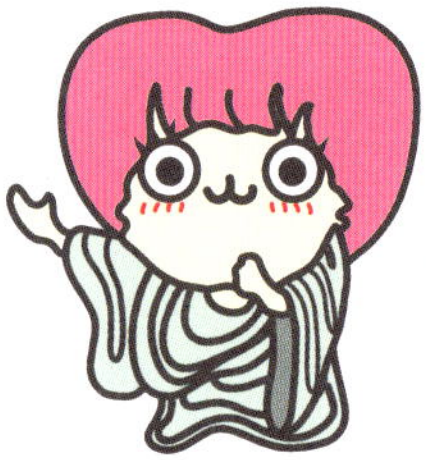

風疹

風疹ウイルス

▷小さな赤い発疹ができる。
▷妊婦さんは要注意。

→p.16

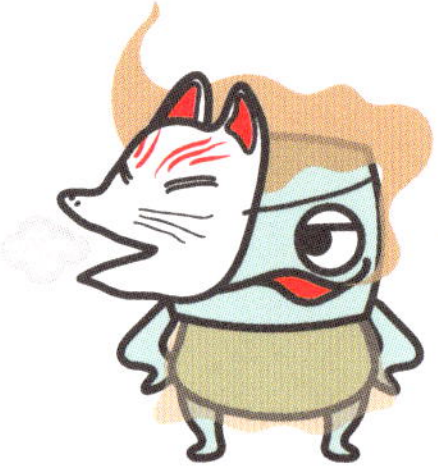

マイコプラズマ肺炎

肺炎マイコプラズマ

▷コンコンという乾いたせきが長びく。

→p.24

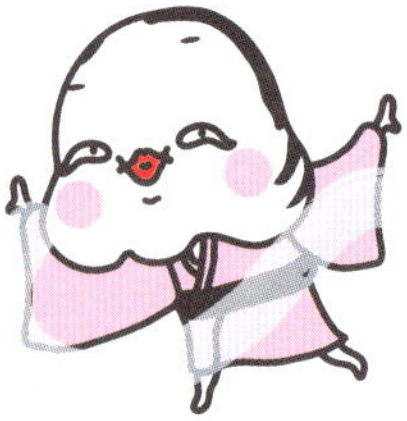

おたふくかぜ（流行性耳下腺炎）

ムンプスウイルス

▷ほっぺがはれる。
▷難聴になることもある。

→p.18

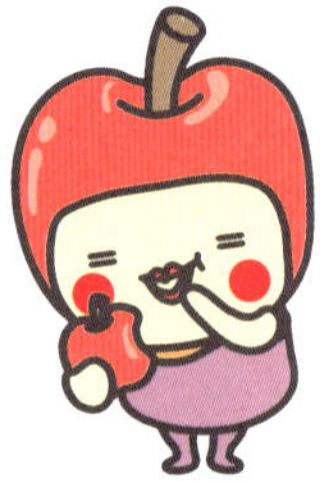

リンゴ病（伝染性紅斑）

ヒトパルボウイルスB19

▷リンゴのようにほっぺが赤くなる。

→p.26

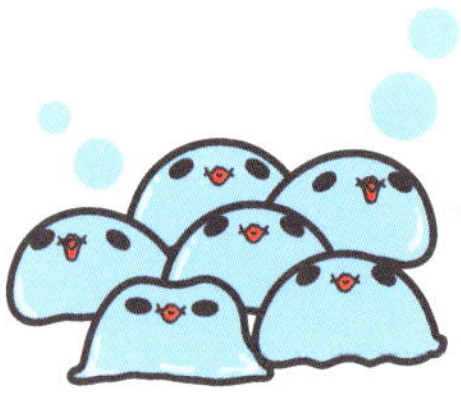

みずぼうそう（水痘）

水痘・帯状疱疹ウイルス

▷からだのあちこちに水ぶくれができる。

→p.20

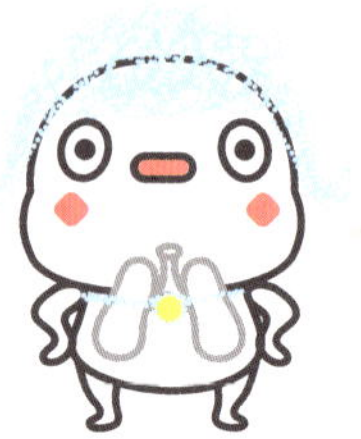

結核

結核菌

▷むかし日本で国民病とおそれられた。

→p.28

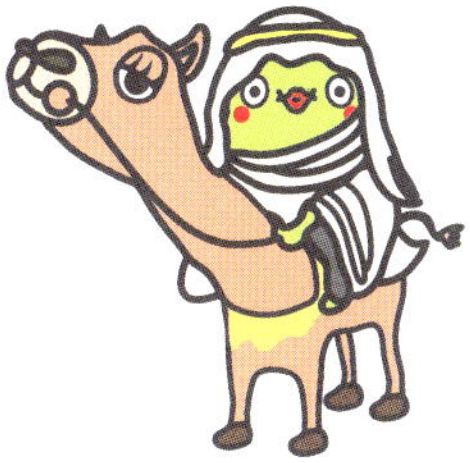

MERS（中東呼吸器症候群）

MERSコロナウイルス

▹中東から広がった。

▹重い肺炎をおこすことがある。

→p.30

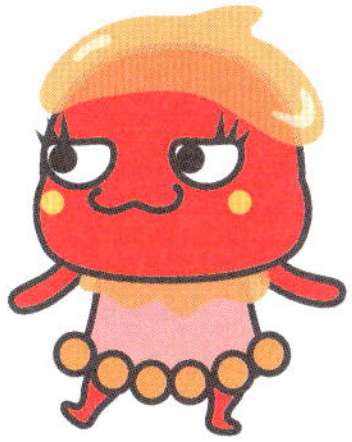

A群溶血性レンサ球菌感染症

A群溶血性レンサ球菌

▹からだのどこに感染するかによって、症状が変わる。

→p.32

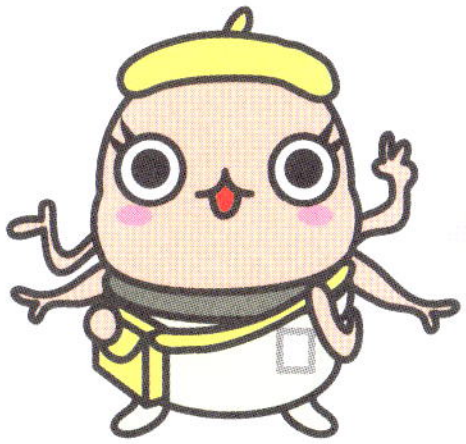

アタマジラミ

アタマジラミ

▹血を吸われると頭がかゆくなる。

→p.36

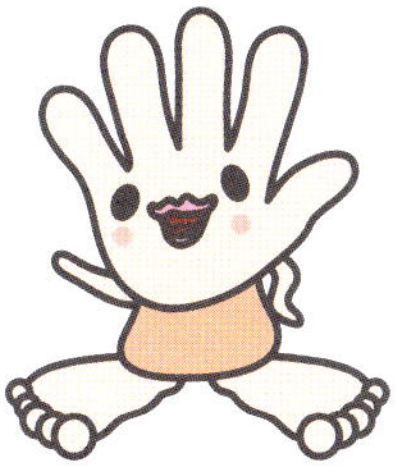

手足口病

コクサッキーウイルスなど

▹手・足・口に水ぶくれのような発疹ができる。

→p.38

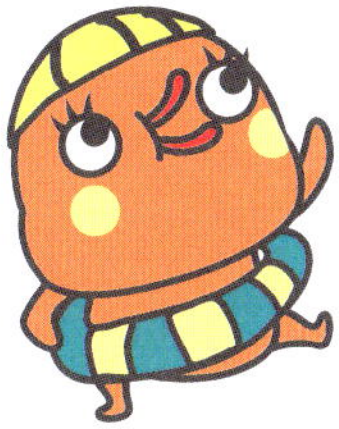

プール熱（咽頭結膜熱）

アデノウイルス

▹むかしはプールでの感染で大流行した。

→p.40

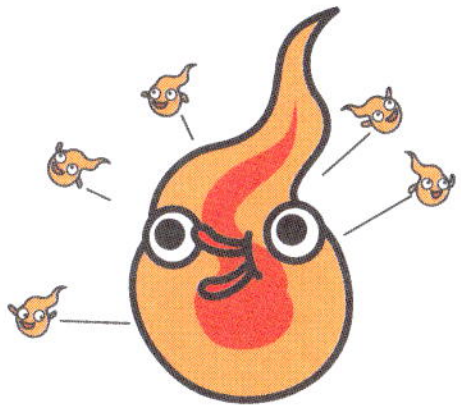

とびひ（伝染性膿痂疹）

黄色ブドウ球菌など

▹飛び火のようにどんどん症状が広がる。

→p.42

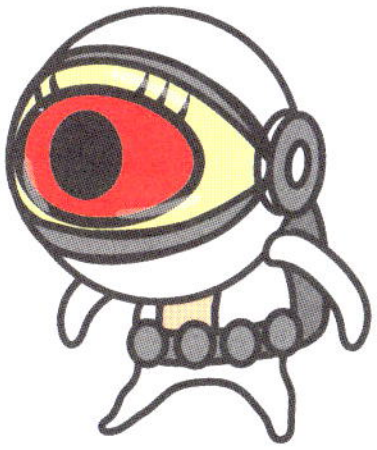

急性出血性結膜炎

エンテロウイルスなど

▹目が充血して、痛みや違和感が出る。

→p.44

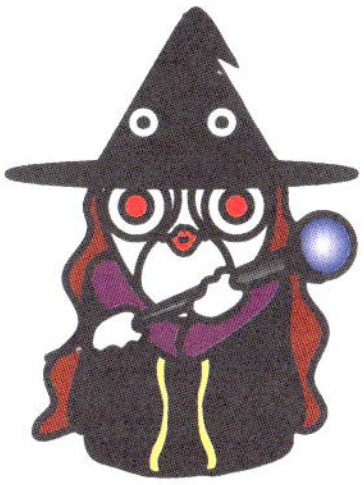

エイズ（後天性免疫不全症候群）

HIV（ヒト免疫不全ウイルス）

▹免疫力が低下して、日和見感染症をおこす。

→p.46

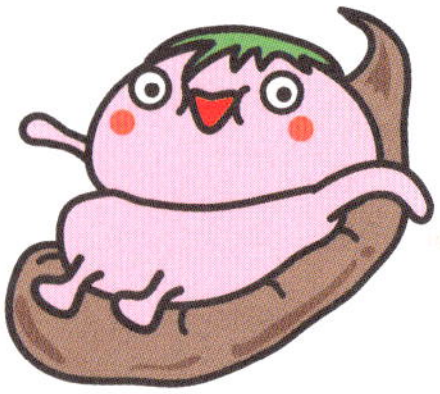

ポリオ（急性灰白髄炎）

ポリオウイルス

▹まれに手足にまひが残ることがある。

→p.48

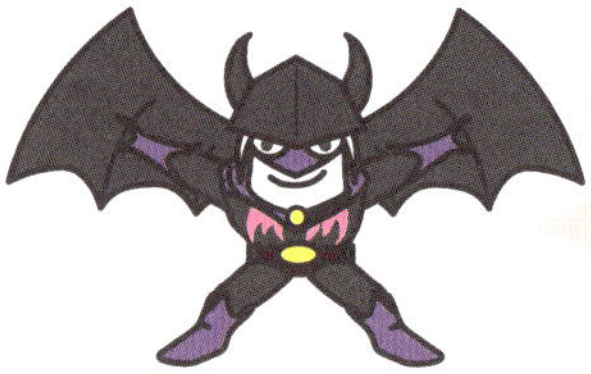

エボラ出血熱

エボラウイルス

▹発熱や嘔吐などの症状が出て、出血することもある。

→p.50

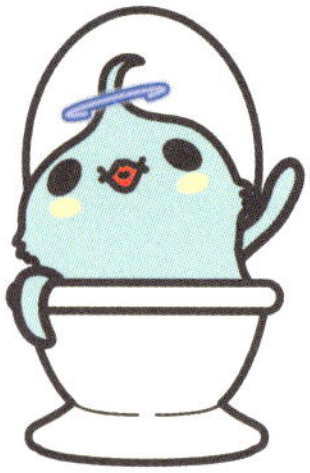

ノロウイルス感染症

ノロウイルス

▹2枚貝などに病原体がいる。

▹集団感染をおこしやすい。

→p.54

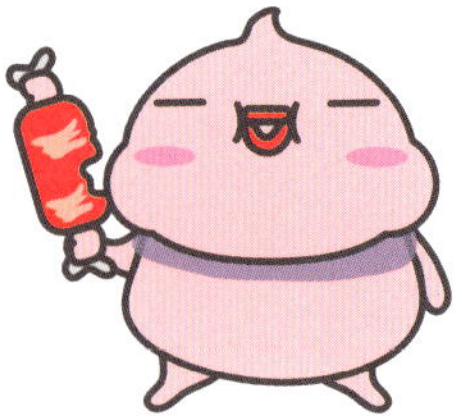

腸管出血性大腸菌感染症

O157など

▹生焼けのお肉などに病原体がいる。

→p.56

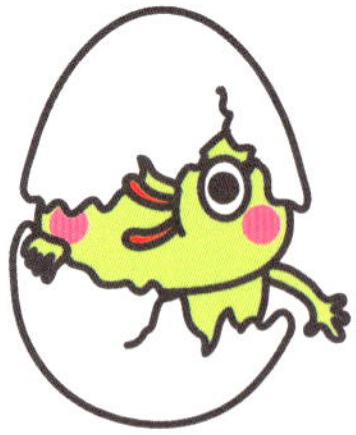

サルモネラ感染症

サルモネラ菌

▹さまざまな動物が感染源になる。

→p.58

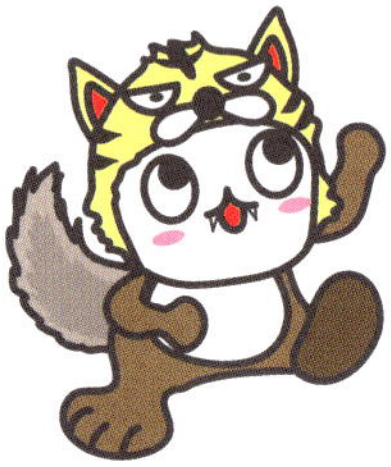

コレラ

コレラ菌

▹激しい下痢や嘔吐をおこす。

▹独特の顔つきになる。

→p.60

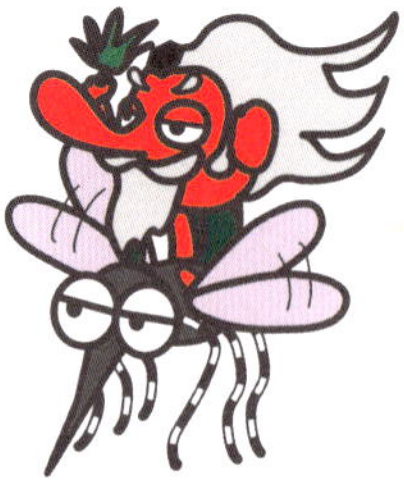

デング熱

デングウイルス

▹ヒトスジシマカなどの蚊に刺されることでかかる。

→p.64

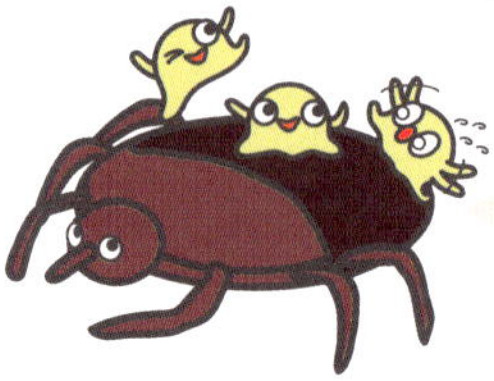

重症熱性血小板減少症候群(SFTS)

重症熱性血小板減少症候群ウイルス（SFTSウイルス）

▹マダニによって病原体が運ばれる。

→p.66

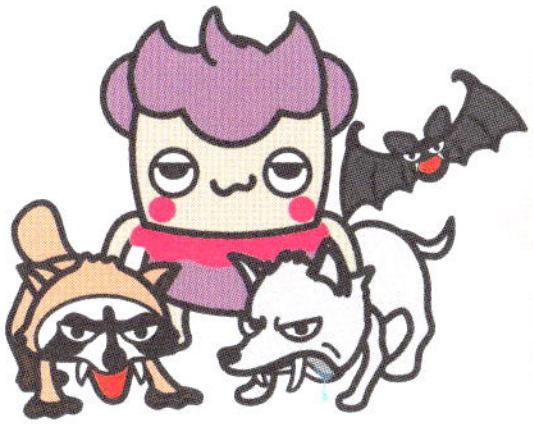

狂犬病

狂犬病ウイルス

▷イヌなどの動物から感染する。

▷水や風がこわくなる。

→p.68

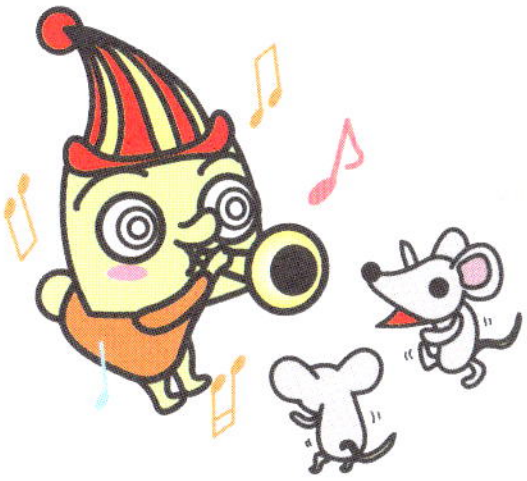

ペスト

ペスト菌

▷ネズミとノミが病原体を運ぶ。

▷むかしは黒死病と呼ばれた。

→p.72

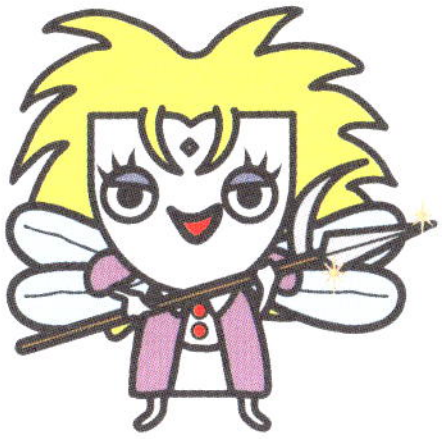

マラリア

マラリア原虫

▷ハマダラカなどの蚊に刺されることが原因でおきる。

→p.70

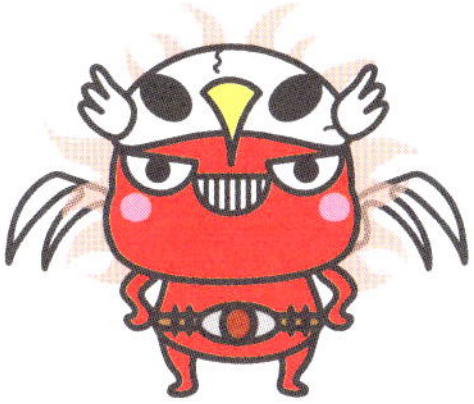

鳥インフルエンザ

H5N1型鳥インフルエンザウイルスなど

▷鳥だけではなく人にもうつる鳥のインフルエンザ。

→p.74

感染症に気をつけよう！

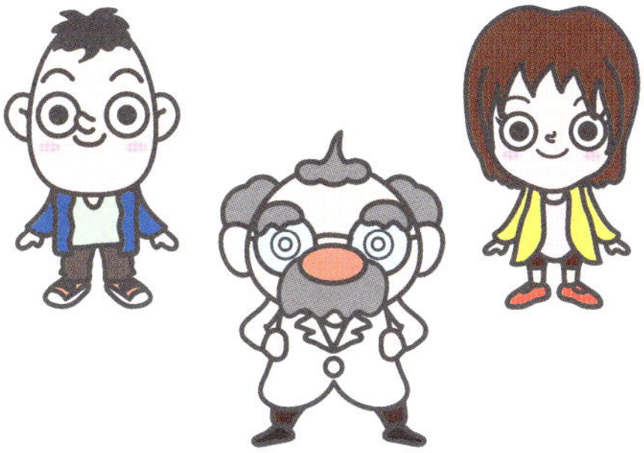

マモル博士の案内で、感染症についてまなんだ完太と治代。2人はさまざまな病原体と出会い、感染症のことがよくわかりました。みなさんも正しい知識を身につけて、感染症から自分を守るように気をつけてね。

［監修者紹介］

岡田 晴恵（おかだ・はるえ）

白鷗大学教育学部教授
元国立感染症研究所研究員　医学博士
専門は免疫学、感染症学。学校で流行する感染症の予防と対策を研究している。
著書に『人類vs感染症』（岩波ジュニア新書）、『うつる病気のひみつがわかる絵本』（ポプラ社）など。

［イラストレーター紹介］

いとうみつる（いとう・みつる）

広告デザイナーを経てイラストレーターに転身。ほのぼのとした雰囲気の中、“ゆるくコミカル”な感覚のキャラクター作成を得意とする。

● 本文テキスト　大井直子
● デザイン・編集・制作　ジーグレイプ株式会社
● 企画・編集　株式会社日本図書センター

気になるあの病気から自分を守る！
感染症キャラクター図鑑

2016年 1月25日　初版第1刷発行
2016年 4月10日　初版第2刷発行

監修者　岡田 晴恵
イラスト　いとうみつる
発行者　高野総太
発行所　株式会社 日本図書センター
〒112-0012　東京都文京区大塚3-8-2
電話　営業部 03-3947-9387
出版部 03-3945-6448
http://www.nihontosho.co.jp
印刷・製本　図書印刷 株式会社

ISBN978-4-284-20359-3　C8047